LAONIAN
SHEQU
HULI YU KANGFU

老年社区护理与康复

封海霞　　徐翠荣　　主编

U0254772

东南大学出版社
SOUTHEAST UNIVERSITY PRESS
·南京·

图书在版编目(CIP)数据

老年社区护理与康复 / 封海霞,徐翠荣主编. — 南
京 : 东南大学出版社,2023.10
ISBN 978 - 7 - 5766 - 0802 - 1

Ⅰ. ①老… Ⅱ. ①封… ②徐… Ⅲ. ①老年人—社区
—护理学 ②老年人—社区—康复医学 Ⅳ. ①R473.2
②R492

中国国家版本馆 CIP 数据核字(2023)第 125482 号

责任编辑:张 慧 责任校对:子雪莲 封面设计:王 玥 责任印制:周荣虎

老年社区护理与康复

LAONIAN SHEQU HULI YU KANGFU

主 编	封海霞 徐翠荣	
出版发行	东南大学出版社	
出 版 人	白云飞	
社 址	南京四牌楼 2 号 邮编:210096 电话:025 - 83793330	
网 址	http://www.seupress.com	
电子邮件	press@seupress.com	
经 销	全国各地新华书店	
印 刷	广东虎彩云印刷有限公司	
开 本	700 mm×1 000 mm 1/16	
印 张	11.25	
字 数	180 千字	
版 次	2023 年 10 月第 1 版	
印 次	2023 年 10 月第 1 次印刷	
书 号	ISBN 978 - 7 - 5766 - 0802 - 1	
定 价	32.00 元	

* 本社图书若有印装质量问题,请直接与营销部调换。电话(传真):025 - 83791830。

《老年社区护理与康复》
编者名单

主　编　封海霞　徐翠荣

副主编　王红星　吴燕平

编　委　李慧敏　芮冶昊　郑月月　李千会

　　　　李昆鹏　刘　畅　张　莉　谭靓靓

　　　　马珂茜　陈文莉　史秋寅　白　蕾

　　　　李淑媛　马月仙　周　武

主　审　李国宏

据第七次人口普查数据显示：截止2020年，我国大陆地区60岁及以上的老年人口总量达2.64亿，占到总人口的18.7%，人口老龄化成为社会今后较长时间亟待面对的社会问题，健康老龄化和积极老龄化已成为社会焦点问题。因此，老年人群的健康管理亟待全社会的广泛关注。

老年健康管理除了处理老年人疑难重症、共病、急慢性疾病外，老年综合征的处理以及躯体功能和认知功能康复已经成为老年人群管理必不可少的核心内容，尤其是老年人群的功能状态更应关注。针对疾病和功能两方面的不同需求，需要依赖医院、社区、家庭等共同完成。

近年来，我国老年社区护理与康复发展突飞猛进，新理念、新技术不断涌现。但是，由于目前尚缺乏一本系统、完善、实用的老年社区护理与康复书籍，限制了这些新技术、新理念的推广。为方便广大临床护理人员、护理学生、老年护理专业相关工作人员，系统了解和学习最新老年社区护理与康复相关知识，进而提升老年社区护理质量，改善与促进老年人群疾病和功能的康复，东南大学附属中大医院护理部封海霞、徐翠荣主编,李国宏主审的《老年社区护理与康复》一书,汇集众多长期从事临床老年护理专家的经验,并形成了较完整的体系。

本书在编写过程中,紧扣老年社区护理教育培养要求与目标、立足"尚德精术"课程思政,以"整体护理观为指导,以老年人为中心,以最佳证据为原则,以解决临床护理实际问题为导向,以满足老年人健康管理需求为重点"锤炼编写本书内容,使本书具有思想性、科学性、实用性和启发性。从老年综合评估、老年综合征的管理、老年人康复与运动护理等方面系统、全面地为老年社区护理工作提供一定的指引作用。书籍在编写过程中数易其稿,严核严审,力求体现严谨求实的治学态度。

"老骥伏枥,志在千里",让全社会共同行动起来,推进健康老龄化和积极老龄化,尽我们一点绵薄之力,让老年人有健康幸福的晚年,让后来人有可期的未来,我们共同努力。

中国科学院院士
2023 年夏于南京

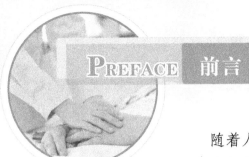

随着人口老龄化现象越来越严重，老年人口在人口总数中所占比重越来越大。保障老年人的健康状况，对于全社会经济的影响不可低估。由于老年人身体机能下降，合并疾病较多，故需要专业、全面的健康护理服务，这样才能确保老年人的身心健康状况不会被忽略，同时提高他们的生活质量。

社区和康复护理在老年健康方面扮演着重要的角色。在社区和康复护理中心，老年人可以得到综合的身体和社会支持。它们提供医疗、康复、营养、心理护理和社会支持，这有助于老年人维持身体健康和心理健康。但目前尚缺乏一本系统、完善、实用的老年社区护理与康复书籍供临床护理人员参考应用。

鉴于当前老龄化社会到来的社区与康复护理迫切需求，本书组织了多名相关领域资深专家编写，共分为四章：第一章老年社区护理概述；第二章老年综合评估；第三章老年综合征的护理；第四章老年人康复与运动护理。从老年人生理代谢特点出发，归纳总结老年人常见健康问题的护理评估和护理方法。本书具备以下特点：

1. 实用性　该书构架清晰、逻辑缜密，从概述到具体的评估和护理方法，常用护理评估的工具和护理措施的介绍，呈现形式图文并茂、通俗易懂，利于临床一线护理人员参考借鉴。

2. 先进性　该书编写过程中依据最新指南及国内外研究前沿理论，制订老年人健康管理的实施方案，具有较强的先进性。

3. 专业性　从老年人生理代谢特点出发，深入挖掘老年人健康管理方式，为临床工作者提供参考。

本书编写过程中得到多位资深医学专家的大力支持和帮助，正是由于他们在繁忙的工作中辛勤笔耕，不吝赐稿，才使得本书顺利编排，付梓出版，谨此特表谢意！

毋庸置疑，本书一定存在疏漏不妥之处，尚祈读者指正，使我们在编写过程中不断改进，以便再版时修改、完善。

编者

2023 年 6 月

CONTENTS 目录

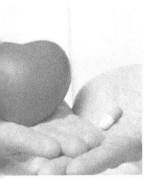

第一章
老年社区护理概述

学习目标

1. 了解老年社区护理学的发展。
2. 熟悉老年社区护理模式。
3. 掌握老年人衰老的病理生理特点。
4. 培养社会人文与共情观念。

随着科学水平和医疗技术的进步,人类平均寿命不断延长,我国人口老龄化进程不断加快。老年人是社会的特殊人群,随着年龄增长,他们的生理、心理状态及社会角色发生转变,社会适应能力降低,健康问题突出,对护理人员的需求大大增加。因此,老年护理学已成为一门重要学科,它的研究重点是从老年人生理、心理、社会文化以及发展的角度出发,探讨用医学护理手段或措施解决老年人的健康问题,满足老年人的健康需要,提供优质的老年护理,提高老年人的生活质量。

第一节　老年社区护理的现状

一、老年社区护理的背景

我国人口老龄化形势日趋严峻,国家统计局调查数据显示,至 2019 年底全国超过 60 岁的人口为 25 388 万人,占人口总数的 18.1%;预计至 2050 年我国 60 岁以上的老年人口数量将达到 4 亿以上,占全国总人口的 31.3%;超过 65 岁的人口将达 17 603 万人,占全国人口总数的 12.6%;全国 80 岁以上高龄老人的人数也将达到 9 040 万人,该群体成为全世界最大的高龄老年人群体。在我国人口日趋老龄化的背景下,患病老年人群的照护、康复等问题无疑会使我国老年医疗卫生保健服务面临严峻的考验,同时,人口老龄化带来的问题也将给当今社会带来巨大挑战。

二、老年社区护理的特点

随着年龄的不断增长,人的身心功能慢慢退化,慢性病的发病率也随之增高。大多数老年人会发生身体功能受损或不同程度的残疾,日常生活能力受严重影响,不仅影响他们的生活质量,还会使他们对家庭照护产生严重依赖,从而增加整个家庭的经济负担和心理负担。目前,老年社区护理已融入生命全周期,打破了传统的以疾病为中心的康复护理模式,作为社区医学的重要组成部分,不断得到全社会的高度重视。其主要特点如下:

(一)综合评估护理模式

该模式以老年综合性评估为基础,对老年患者的生理、心理、生活自理能力、家庭支持、社会支持、生活环境、宗教信仰等进行全方位综合评估,目的是全面掌握老年人存在的护理问题,从而根据评估结果制定个性化的康复计划和护理措施。同时通过综合评估,详细列出老年人的"身—心—社—灵"多维度、多层次的功能缺陷,从生活质量、心理卫生和精神健康以及社会适应等方面全面判断康复和护理需求,合理安排疾病的治疗、预防、康复促进等健康方案,满足其各方面的健康需求,提供全面的护理。

(二)多学科联合的康复护理模式

老年人躯体功能衰退,普遍存在多种慢性病共存、多重用药的问题,存在认知、心理和社交障碍,在制定康复护理措施时,需权衡各项措施的利弊。研究显示,老年人群脑卒中、恶性肿瘤、缺血性心脏病、抑郁症等慢性疾病患病率高,与年龄相关的尿失禁、听力和视力受损、认知下降、行动能力减弱等较慢性病更为常见。因此,需要综合考虑老年人的躯体健康状况、认知状况、营养状况、用药种类等,组建由以康复医学科为主导,以神经内科、神经外科、心内科、精神科、营养科、药剂科、护理等多学科协作的团队,制定运动康复、心脏康复、肺康复、认知康复、精神康复、营养干预等有效的康复方案。

(三)全程的康复护理模式

全程康复护理是指从疾病预防到疾病发生直至临终关怀,从急性期预防并发症的发生到恢复期功能训练康复,从综合医院治疗到居家护理,为老年人提供连续性、全面的服务,使老年人有尊严地走到生命的终点,贯穿老年人照护过程的始终。以疾病负担较重的脑卒中为例，在疾病的急性期，要注重功能位的摆放，预防压力性损伤、应激性溃疡及深静脉血栓等并发症的发生；在病情稳定后，要超早期开展功能训练，帮助老年患者最大可能地恢复到生病前的生活状态；在出院后，要到康复医疗机构继续进行系统的康复训练和心理指导，加强家庭社会支持和指导康复器具的使用等；而后根据患者的经济实力、日常生活能力等社会经济因素，转介到合适的养老机构、社区机构或家庭，定期予以康复指导或入户访视。因此，及时对脑卒中患者进行全面的康复训练，并加强医院与康复机构、社区或家庭的密切联系，有利于残障老年人得到连续性的、规范的、专业化的康复护理服务。

（四）居家的康复护理模式

老年康复的护理理念强调独立，重点是发挥患者日常生活能力，鼓励其自我护理，尽力而为。以环境改良为主，以患者为中心，强调老年人功能的恢复，尊重患者的自主权，目的在于功能重建，提高老年患者的日常生活能力，降低其"依赖"程度，从而减轻家庭的负担，降低社会负担。为了更好地掌握老年人的综合信息，在老年综合评估中，护理人员会评估老年人的家庭信息，建立完善的家庭信息档案，针对性评估出康复需求和所需要的社会资源，为老年人及其家属提供持续的护理服务及康复支持。世界卫生组织的报告显示，老年人的"依赖"程度与家庭成员的身体-心理-社会健康情况息息相关。以阿尔茨海默病为例，该病种患者的照护已经成为全世界关注的重点问题，老年人的家庭情况及社会需求成为影响其生活质量的关键因素之一，家庭关注、社会联动等均能帮助阿尔茨海默病患者得到安全的保障。

三、老年社区护理的现状与挑战

（一）缺乏连续性的康复护理服务模式

连续性护理是指护理服务不受患者出院的限制，追踪随访患者回归家庭，护理治疗服务也延伸到家庭及社区。目前，因老年人身心功能逐渐退化，慢性病发病率增高，多有身体功能受限或残疾，日常生活能力严重受损，当老年人出院后需要得到各种康复指导，其连续性护理需求问题日趋凸显，尤其是慢性疾病较多、疾病较为复杂的老年患者，其所患疾病存在高复发率、高致残率及高死亡率的特点，而目前综合医院-社区的联动尚不能满足该类患者的需求。

（二）老年社区护理人才短缺

目前我国老年护理发展速度较为缓慢，老年社区护理发展更是严重滞后,老年社区护理专业人才短缺已经成为制约老年社区护理发展的因素。一方面,在老年社区护理专业方面,我国尚未创办老年社区专业学历教育,仅仅开展了一些短期的专业培训班,我国老年社区护理人员的数量也远远少于发达国家;另一方面,老年社区护理是老年护理学和社区护理学相结合的综合专业,而在岗的社区护士大多缺乏老年护理专业资质,专业素质不尽人意,缺乏老年护理的基本理论、知识和技能。因此,无论是学校教育,还是专业培训,需要重视老年社区护理人才的培养,将养老、社区、护理三者融合在一起,扩大人才队伍,提高整体专业素养。

第二节　人口老龄化现状及年龄划分

人口老龄化(aging of population)简称人口老化,是指社会人口年龄结构中老年人口在总人口中所占比例不断上升的过程。

一、人口老龄化的现状与趋势

截至 2000 年,全球总人口约 60 亿,而老年人口已达 6 亿,约占总人口的 10%,宣告全球进入老龄化社会。世界人口平均寿命也不断延长,1950 年世界人口平均寿命为 45 岁,1995 年升至 64 岁,2020 年为 72 岁。日本人口平均寿命高达 80 岁。一些发达国家如澳大利亚、瑞典、加拿大、瑞士,人口平均年龄已达 79 岁。

据推测 2025 年我国老龄人口将达到总人口的 20%,2050 年将达到 25%,达到人口老龄化的高峰。因此,老年护理将面临严峻的挑战。我国人口老龄化社会的特点:来势猛、进程快、数量大。至 2004 年底我国 60 岁及以上老年人口为 1.43 亿,2014 年达到 2 亿,预计 2026 年将达到 3 亿,2037 年超过 4 亿,2051 年达到最大值之后,一直将维持在 3 亿~4 亿的规模。

二、老龄化社会的划分标准

老年人口系数是评价一个国家(或地区)人口老龄化的重要指标。世界卫生组织(WHO)针对发达国家和发展中国家的不同人口年龄结构状况制定了不同的人口老龄化标准,即发达国家 65 岁及以上人口达到或超过总人口的 7%,发展中国家 60 岁及以上人口达到或超过总人口的 10% 时,该国家(或地区)即称为老龄化国家(或地区),达到这个标准的社会即称为老龄化社会。

第三节　老年护理的发展

一、国外老年护理发展

老年护理作为一门学科,最早出现于美国。出于老年医疗保障的需要,美国护士协会制定了老年护理标准,分为基础和高级两个水平。1961年,美国护士协会设立了老年护理专科小组,标志着老年护理成为一门独立的学科;1966年,美国护士协会成立老年病护理分会,确立了老年护理专科委员会,老年护士真正成为护理学一个独立的分支;1976年,美国护士协会提出发展老年护理学,从护理的角度与范畴执行业务活动,关注老年人现存的和潜在的健康问题;1990年,老年护理学作为一门独立的专业被确定下来,至20世纪60年代,美国已经形成了较为成熟的老年护理专业。美国老年护理的发展对世界各国老年护理的发展起到了积极的促进作用,许多国家的护理院校将老年护理纳入大学课程设置,并设置了老年护理学硕士和博士学位。

二、我国老年护理的发展趋势

（一）老年护理教育的发展

自WHO提出了"健康老龄化"的战略以后,我国在提高老年人生活质量和延长老年人寿命等方面都有了新的理论和发展方向。自"独立、照顾、自我实现、尊严"四大原则提出后,老龄化社会的健康发展成了所有家庭乃至社会所需要共同承担的义务,同时也赋予了现代老年护理人员帮助患者恢复身心健康、促进健康发展、预防疾病发生、关怀患者精神的责任。因此对护理人员提出了更高的要求:既要努力掌握先进的护理技术,又要具有丰富的社会人文、心理等知识和修养,对其奉献精神、人际交往、管理协调和职业道德等方面的要求也更加严格。另外,在老年护理教育的发展过程中,还应充分借鉴国外先进的理论知识和技术经验,使自身制度和人才培养机制更加完善,为培养优秀的老年护理人才提供坚实的基础。

（二）质量评估体系更加完善

由于现代老年护理的质量受老年人家庭环境、失能程度、照顾者条件、社会医疗机构质量等因素制约和影响,所以我国可以在国内各地区建设老年管理机构、老年护理单独管理网络,并根据我国的实际国情,充分借鉴国外老年护理和质量评价模式,根据统一的护理评估标准,在不同层次实施不同等级的管理制度,不断对护理质量评价体系进行研究和探讨,提高护理研究成果的科学性,使老年护理整体质量得到较大程度的提升。

(三)养老制度更加健全

老年护理体系作为一种包括疾病预防和疾病治疗、生活保健和护理、精神关怀和慰藉、康复护理等内容的连续性综合服务体系,对保障老年生活质量起着重要的作用。只有不断完善老年护理体系,才能为老年护理机构和人员提供更好的服务,促进社会护理体系的长效发展。所以,在老年护理服务长效体系建立和完善的过程中,明确制定老年疾病、长期护理、评估分级等方面的标准,根据分级标准科学设立经济扶持的标准等,并根据我国具体国情和实际情况建立科学的老年护理模式,促进老年疾病预防、保健、诊治和社会养老制度等方面不断完善,形成包括康复训练、健康教育和理疗护理等方面在内的完整的老年护理体系。

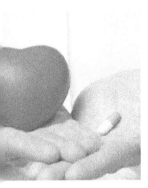

第二章
老年综合评估

学习目标

1. 了解老年综合评估的重要性、定义、起源与发展。
2. 熟悉老年综合评估的目的及意义。
3. 掌握老年综合评估的内容和评估方法。
4. 培养观察和交流沟通能力。

第一节　老年综合评估的概述

一、老年综合评估的重要性

人口老龄化是全球范围内的公共卫生问题。根据数据推算，到 2050 年我国老年人口总数将超过总人口数的 1/3。年龄的增加意味着机体功能下降。老年人易患多种慢性疾病，常见的有高血压、糖尿病、心脑血管疾病和肿瘤等，也有老年人特有的疾病如阿尔茨海默病、骨质疏松、前列腺增生、营养不良等。另外，由多种因素引起的老年综合征，症状包括步态异常、跌倒、尿失禁、慢性疼痛、睡眠障碍、压力性损伤等，严重影响老年人的生活质量，也需要临床予以充分关注和处理。

鉴于不同老年人个体间差异性大，涉及内容繁多，传统的健康评估不能满足全面、个体化地管理老年患者的临床需求，因此我们需要进行老年综合评估。

二、老年综合评估定义

老年综合评估（comprehensive geriatric assessment，

CGA)是指从老年人的整体出发,采用多学科方法对其疾病状态、躯体功能、认知功能、心理状态和社会支持等进行评估,并据此制订个体化的干预方案,最大程度地提高老年人的生活质量。

老年综合评估不需要高精尖的医学手段,重点也不在于诊断与治疗,而在于老年人的功能及生活质量的评估。CGA 不仅强调综合,而且关注老年人目前存在以及潜在的多种问题,是老年医学诊断的重要工具,进行老年综合评估也是现代老年医学的核心技能。

三、老年综合评估的起源与发展

现代老年综合评估的根源可追溯到 80 年前,英国医生 Marjory Warren 在一家大型的慢性病医院中创建了一个专门的老年医学评估部门。该慢性病医院内有大量老年患者,Marjory Warren 认为其中很多老年患者未得到完整、系统的评估。通过系统地评估这些患者,能够确定谁可能会从医疗和康复工作中受益。她调动了其中大多数患者,在经过评估调整后这些患者达到了出院标准。这些经历使她成为老人综合评估的领导者和支持者,并把老年综合评估的步骤列入入住慢性病医院和养老院的首要处置措施。从那时起,实践 CGA 的发展已融合传统病史和身体功能、康复学科、社会支持、行为和心理测量等方面的评估和治疗。

英国于 1990 年出台相关政策,规定医疗机构对 75 岁以上的老年人必须进行老年综合评估,以判断存在的老年健康问题。

在美国,20 世纪 70 年代开始的一些退伍军人管理局医院率先开展了老年综合评估及管理(geriatric evaluation and management,GEM),他们称之为老年评估和管理医疗中心(geriatric evaluation and management unit,GEMU),在中心开展退伍军人中老年患者的识别、评估和治疗。到 20 世纪 90 年代中期,172 个退伍军人医疗中心中有四分之三报告有 GEM 计划。

我国老年人的综合评估研究起步较晚,1997 年上海医科大学的傅东波等首次将国外综合评估量表引进国内。近十年来相关研究数量才有所增加。

第二节 老年综合评估的目的及意义

一、老年综合评估的目的

1. 及早发现患者潜在的功能缺陷。
2. 明确患者的医疗和护理需求。
3. 制订可行的诊疗和康复方案。
4. 评估干预效果,预测临床结局。
5. 安排老年人合理使用长期的医疗和护理服务。

二、老年综合评估的意义

准确的 CGA 可以对患者存在的问题进行准确定位,给不同层次的老年人提供不同的医疗服务,减少医院资源的占用,有效地推进医疗分级诊疗的开展。

(一)对老年人的意义

1. 帮助老年患者了解身体状况。
2. 提高老年人生活能力。
3. 减少残疾和残废发生率。
4. 缩减医疗花销支出。
5. 有效提高老年人的健康水平及生活质量。

(二)对医护人员的意义

1. 提高老年疾病诊断的正确性。
2. 便于随时监测老年患者疾病的临床变化。
3. 及时了解和掌握老年患者的功能状态,确定康复方案,适时进行康复效果的评价。
4. 提高护理质量。
5. 有助于照料环境和服务设施的选择。
6. 推测老年患者的预后,有效地进行老年健康管理。

(三)对医疗服务机构的作用

1. 减少对医院资源的占用。
2. 让患者及时出院或转介到其他老年医疗卫生服务机构。
3. 为不同层次的老年人提供不同的医疗服务,对患者进行准确定位。

4. 选择最佳的治疗或个案管理方案,如为濒死者或多病者制订正确的管理方案。

(四) 对社会保障部门和社会工作者的作用

1. 合理使用医疗费用,避免无益消费。

2. 向服务对象提供合理的服务内容,避免人为的两个极端:强拉入选或拒之于"门槛"之外。例如确定一个贫困且能力丧失的老年人所需的医疗服务,可通过评估确定相应的服务种类和数量,减少不必要的服务项目,减少因过分追求健康而增加的健康成本支出,使成本效益和医疗护理协调一致。

3. 合理提供社会服务,避免过度服务。

(五) 对家庭成员的作用

1. 优化生活场所。

2. 正确了解亲属的身体状况,提供最佳的生活帮助。

3. 为搬家迁移提供理论支持。

第三节　老年综合评估实施的目标人群及内容

一、老年综合评估的目标人群

国际上对评估对象的设定尚无统一标准。主要考虑评估对象的年龄、疾病、机能老化和功能受损程度,同时排除完全失能者、终末期患者和严重痴呆者,因为这种标准下 CGA 的实施能明显降低住院率,受益也最明显。

1. 确定的目标人群　60 岁以上的老年人,已出现生活或活动自理能力下降(特别是近期程度加重者)、合并慢性病、存在滥用药物、情绪心理障碍或者社会环境问题突出(独居、人际关系复杂)以及多次住院者。

目前国内外 CGA 已广泛应用于社区、医院、养老机构中,主要用于慢性病并发症的预测、老年癌症患者的评估和术前评估三个方面。研究显示,CGA 可以预测糖尿病患者预后并可作为痴呆的早期诊断工具,还可以评估患者胰岛素注射能力及治疗效果;CGA 能够揭示老年癌症患者的许多健康问题,并可能影响治疗决策。

2. 不确定获益人群　60 岁以上,合并有严重疾病(如疾病终末期、重症等)、严重痴呆,完全不能自理的老年人;健康高龄人。

二、老年综合评估的内容

老年综合评估是一种多层面的方法,广泛应用于一般老年问题和老年综合征的评估,其内容既涵盖常规的医学评估,又包含对其机体及心理的综合评估。目前全球尚无标准化的共识或指南,国内外临床和研究机构中的老年综合评估内容不完全相同,但基本一致,包括以下几个方面。

（一）一般医学评估

即传统意义上的医学诊断,是一种以疾病为中心的诊疗模式。评估的目的在于确定患者哪些系统或哪些脏器患有疾病以及疾病的严重程度,评估的方法是通过病史采集、查体、医学影像学检查、电生理学检查、实验室检查和其他特殊检查,最后得出诊断。

1. 基本情况　评估内容包含姓名、性别、年龄、婚姻状况、身高、体重、吸烟、饮酒、文化程度、职业状况、业余爱好等。

2. 健康状况

（1）现病史:目前有无急慢性疾病;疾病发生的时间、严重程度、治疗情况、恢复程度,主要的症状有无加重,对日常生活活动能力和社会活动的影响。

（2）既往史:既往疾病、手术、外伤史;食物、药物过敏史;既往药物使用情况,平时参与日常生活活动和社会活动的能力。

（3）家族史:了解患者直系亲属的健康状况及患病情况,有无遗传性、传染性疾病。

（二）躯体功能评估

1. 日常生活活动能力评估　老年人的日常生活活动能力受年龄、视力、运动功能、疾病因素、情绪因素等的影响。对老年人进行日常生活活动能力评估,能够发现其功能缺陷,指导老年人进行必要的康复锻炼,或采取有效的替代措施以最大程度地保持老年人生活自理,保证满足其合理的生活需求,提高他们的生活质量。日常生活能力(activity of daily living,ADL)评估包括3个层面:基本日常生活活动能力(basic activities of daily living,BADL)、工具性日常生活活动能力(instrumental activity of daily living,IADL)和高级日常生活活动能力(advanced activity of daily living,AADL)。

（1）基本日常生活活动能力:是个人维持基本生活所需要的自我照顾能力和最基本的自理能力,如果该活动能力下降,将会影响老年人基本生活需要的满足,从而影响老年人的生活质量。基本日常生活活动能力评估包括对患者平地走动、移位(从床上坐到椅子上)、洗漱、穿衣、如厕、大小便控制、上下楼梯、洗澡和吃饭等能力的评估。常用的评估工具是 Barthel 指数（BI）量表（见附表 1）和改良 Barthel 指数评定表（见附表 2）。BI 形成于 1965 年，是目前世界上应用最广的量表，有很高的信度和效度。而改良 Barthel 指数评定表是根据我国国情进行改良后形成的，在康复医学领域得到广泛的使用。

（2）工具性日常生活活动能力：是指老年人在家中、寓所内进行自我护理活动的能力，包括购物、家庭清洁和整理、使用电话、做饭、洗衣和旅游等。这一层次的功能提示老年人是否能独立生活并具备良好的日常生活活动能力。IADL 评估更加复杂，包括对患者独立服药、处理财物、操持家务、购物、使用公共交通工具和使用电话等能力的评估。常用的评估工具有 Lawton IADL 指数量表（见附表 3）。

（3）高级日常生活活动能力：是反映老年人的智能能动性和社会角色功能的能力，主要包括参加社交活动、娱乐活动、职业活动的能力等。是反映老年人整体健康状况的指标之一。一旦发现老年人 AADL 下降，则需进一步做 BADL 和 IADL 的评估。

2. 平衡与步态评估

（1）平衡功能：是指人体在日常活动中维持自身稳定性的能力。通常情况下，影响平衡的因素有三点：重心的高低、支撑面的大小、支撑面的稳定性。重心越低、支撑面越大、支撑面越稳定平衡也就越好。老年人的平衡功能随着生理功能的退行性变化而下降。对老年人平衡功能进行跟踪监测有助于及早发现障碍，对可能发生的危险情况进行预测并及时采取有效的预防措施。

传统的平衡功能评定法为三级分法，又称 BOBATH 法，具有容易掌握、易于判断、操作不受场地及设备限制等优点，是临床上应用最广泛的平衡功能评定法之一。三级分法将人体平衡分为坐位平衡和立位平衡两种状态，每一种体位下又都按照相同的标准分为三个级别进行评定。具体分级标准如下：

一级平衡：属静态平衡（static balance），受试者在不需要帮助的情况下能维持所要求的体位（坐位或立位）。

二级平衡：即自动态平衡（dynamic balance），是指运动过程中调整和控制身体姿势稳定性的能力。自动态平衡从另外一个角度反映了人体随意运动控制的水平。坐或站着进行各种作业活动，站起和坐下、行走等动作都需要具备动态平衡能力。

三级平衡：即他动态平衡，也叫反应性平衡（reactive balance），是指当身体受到外力干扰而使平衡受到威胁时，人体做出保护性调整反应如保护性伸展反应、迈步反应等,以维持或建立新的平衡。

(2) 步态:步行过程要求神经系统和肌肉高度协调,同时涉及许多脊髓反射和大、小脑的调节,以及各种姿势反射、感觉系统和运动系统的相互协调。因此观察步态常可为神经系统疾病的诊断提供重要线索。当患者步行时的姿势变异超出一定范围即为异常步态。不同的疾病可有不同的特殊步态,但是步态并非确诊的依据而仅对诊断有参考意义。检查时应注意排除骨骼畸形、骨关节肌肉异常、血管皮肤及皮下组织等病变引起的异常步态。

临床步态检查时,首先应嘱患者以其习惯的姿态及速度来回步行数次,观察步行时全身姿势是否协调、各时期下肢各关节的姿位及动幅是否正常、速度及步幅是否匀称、上肢摆动是否自然等;其次嘱患者做快速及慢速步行,必要时做随意放松的步行及集中注意力的步行,分别进行观察。并试做立停、拐弯、转身、上下楼梯或坡道、绕过障碍物、穿过门洞、坐下站起、缓慢地踏步或单足站立、闭眼站立等动作。有时令患者闭眼步行,可使轻度步态异常表现得更为明显。用拐杖步行可掩盖很多异常步态,因此对用拐杖步行者应分别做用拐杖和不用拐杖的步态检查。步态检查常需结合一系列的基本情况检查,如神经系统物理检查、各肌群肌力及肌张力检查、关节活动度检查、下肢长度测定以及脊柱与骨盆的形态检查。这些检查对确定异常步态的性质、原因及矫治方法有很重要的意义。必要时在步行中做肌电图、电子量角器、多维摄像等检查,以便进行更细致的分析。

(3) Berg 平衡量表(BBS)(见附表 4):适用于平衡能力异常的老年人,共包括 14 个项目,每一个项目分为 0~4 分,共 5 级,通过判断评估对象完成项目的完整程度和独立程度进行评分,4 分表示能够正常完成所检查的动作,0 分则表示不能完成或需要大量帮助才能完成。总分 56 分,分数越高,平衡能力越好。平衡能力与步行能力关系密切。大量研究显示,Berg 平衡量表与跌倒风险度具有高度相关性。

(4) Tinetti 平衡和步态量表(见附表 5):该量表是国内外广泛应用于平衡和步态测量的量表之一,用于预测老年人跌倒具有较高的敏感性及特异性。Tinetti 评估工具包括三个部分,其中常用的是步态测试和平衡测试。其平衡测试有 9 个项目,满分 16 分;步态测试共有 8 个项目,满分 12 分。

3. 跌倒风险评估　跌倒(fall)是一种突发的、不自主的体位改变,导致个体摔倒在地面或较低平面上,但不包括由瘫痪、癫痫发作或外界暴力作用引起的摔倒。跌倒是常见的老年综合征之一。调查显示,65 岁以上老年人每年跌倒发生率为 30%,80 岁以上老年人每年跌倒发生率高达 50%,养老院或医院老年人跌倒发生率是社区老年人的 3 倍或更高。跌倒是我国 65 岁以上老人意外伤害的首位死因。

美国老年病学学会、英国老年病学学会及美国骨科医师协会共同发布的跌倒预防指南推荐：从事老年医学的医护人员应对老年人进行全面跌倒评估。目前已有多个跌倒风险评估表。

（1）Morse 跌倒风险评估量表（Morse fall scale，MFS）（见附表 6）：由美国宾夕法尼亚大学 Morese 等 1989 年研制，用于预测跌倒的可能性。该量表内容简明扼要，简便易行，为普适性量表。由跌倒史、1 个以上医学诊断、行走辅助、静脉输液/置管/使用特殊药物、步态和认知状态 6 个项目。适用于住院老年人的跌倒风险评估。在了解老年人病情的基础上，通过仔细询问老年人或其家属及认真观察，并结合老年人的主诉、病史、治疗、既往史、化验

Morse 跌倒风险
评估量表

结果等，进行综合的整体评估。新入院/新入科的老年人进行首次评估，高风险的老年人每周评估一次，根据老年人的状况进行动态评估。总分 125 分，得分越高表示跌倒风险越大。

（2）托马斯跌倒风险评估表（St. Thomas's risk assessment tool in falling elderly inpatients，STRATIFY）（见附表 7）：由 Oliver 等于 1997 年研制，是专为老年人设计的跌倒风险评估量表，评估花费时间短，易操作。托马斯跌倒评估风险量表包含是否有跌倒史、意识不清/躁动不安、视觉不佳影响日常生活能力、频繁如厕、活动情况 5 个项目组成。可应用于医院、长期照护机构、居家等各类老年人的跌倒风险评估。新入院/新入科的老年人进行首次评估，高风险的老年人每周评估一次，根据老年人的状况进行动态评估。通过仔细地询问老年人或其家属及认真的观察进行评估。总分为 5 分，得分越高说明跌倒风险越大。

（3）其他评估工具

① 跌倒危险评估表（falls risk assessment tool，FRAT）：由澳大利亚昆士兰大学研制，在国外应用较为成熟，主要用于对住院老年人进行跌倒风险评估。由年龄、跌倒史、平衡能力、精神状态、营养及睡眠、视力、表达能力、药物治疗、慢性病、尿失禁 10 个条目构成，每个条目采用 Likert 4 级评分法，对应分值为 0～3 分，分数越高表明跌倒发生的危险度越高。

② 老年人跌倒风险评估表（the fall risk assessment scale for the elderly，FRASE）（见附表 8）：由 Cannard 研制，内容包含睡眠情况、自控能力、精神不稳定状态、感觉障碍、跌倒史、用药史、相关病史、运动 8 个条目，每个条目

0～3分,得分越高表明跌倒风险越大。总分1～2分为跌倒低风险,3～9分为跌倒中风险,10分以上为跌倒高风险。该量表的评定者信度、灵敏度和特异度均较高。但该量表更注重评估老年人跌倒的内在危险因素,忽略了外在因素。

③ 社区老年人跌倒危险评估工具(falls risk for older people in the community screening,ROP-Com):由澳大利亚国家老年医学研究所研制,主要应用于社区老年人的跌倒风险评估,一般由社区卫生服务人员完成评估。它包括14个项目(跌倒史、患有影响自身平衡能力和灵活性的疾病种数、服用易致跌倒的药物种数、感觉异常、大小便的自控能力、有无影响步行的足部疾病、认知状况、食物摄入量下降情况、对活动能力的自我评估、日常活动能力、平衡性、身体活动程度、能否安全行走和居家环境评估),共20个条目,每个条目0～3分,得分越高跌倒的危险性越高。

4. 吞咽功能评估 吞咽动作是一个复杂的过程,包括随意控制的吞咽始动阶段和随之发生的一系列反射性吞咽运动阶段。吞咽障碍是指由于下颌、双唇、舌、软腭、咽喉、食管等器官和(或)功能受损,不能安全有效地将食物输送到胃内,易引起患者营养吸收不良、脱水,同时也会使患者误吸风险和不良反应发生率增加。

随着人口老龄化以及现代生活方式的改变,吞咽困难发病率逐渐增加,调查显示,独立生活的65岁人群中吞咽困难发生率达33.7%,因此,对老年患者进行吞咽障碍筛查极其重要,以便及早地实施针对性的治疗或者护理方案,防止出现可能的牵连反应。目前国内外尚无统一的老年人吞咽障碍的筛查与评估工具标准,近年来临床常用的老年吞咽障碍筛查与评估方法如下:

(1) 视频透视吞咽功能检查(video fluoroscopy swallowing study,VFSS):是Langmore在1988年首次报道的一种通过医学影像手段对吞咽过程进行评估的筛查方法。该方法可以对舌、软腭、咽部和喉部的运动功能和吞咽食物的过程进行实时动态观察,明确吞咽过程中吞咽障碍发生的部位、吞咽障碍等级以及有无误吸现象发生等。由此可为老年患者吞咽障碍制订合适的康复训练护理方案。该方法可以准确地筛选老年患者是否存在吞咽障碍,并可以对吞咽困难进行精准评估,被称为吞咽障碍筛查的金标准。但是,该方法有着一定的限制:首先,视频透视吞咽功能检查需要特定的设备和专业的检查人员,所以其受到场地的限制;其次,医学影像检查过程中会受到辐射的干扰,不适合经常性的排查,所以其不适合初步筛查,更适合对初筛后有必要进一步评估吞咽功能障碍的老年患者进行后续评估。基于以上情况,临床上仅有 20% 吞咽障碍患者进行过 VFSS。

（2）颏下高频超声波检查（submental ultrasonography，SUS）：Shawker 等人在 1983 年利用超声对吞咽过程中舌的运动进行观察研究后开拓的一种新的吞咽功能筛查方法。老年患者可在医护人员的看护下饮 5 ml 水，医护人员记录下患者舌肌厚度和舌骨移动的范围。此项检查需要连续做 3 次，取 3 次的平均值作为检查结果。该项检查具有无创、无辐射、操作简单、价格低，并且适用于不同年龄段的人，具有可反复检查的优势。但是，该项检查有一定的限制，即需要患者具有一定的吞咽能力才可以进行。

（3）纤维鼻镜吞咽功能检查（fiberoptic endoscopic evaluation of swallowing，FEES）：是 Langmore 在 1988 年首次报道的一种利用内镜直接观察的检查方法。首先对老年患者的吞咽情况做初步观察，取棉签蘸取 1% 丁卡因进行鼻腔表面麻醉，然后患者取正常体位，利用纤维内镜深入患者一侧鼻腔，检查患者口咽基本情况，最后观察患者在吞咽美蓝染色糊状食物和水的过程中鼻腔、口腔和咽部的反应以及是否存在误吸等，若存在误吸即刻停止检查。该方法分级参照 Rosenbek 渗入-误吸量表，将患者吞咽障碍严重程度分为无喉渗入、喉渗入、误吸、静息性误吸等 4 个等级。该方法具有安全、可靠、便利等优势，同样可以实时地观察患者吞咽情况并做相应的评估，而且可以经常检查。但是，该检查只适用于可以配合检查和训练，并且神志清楚、生命体征稳定、可以坐立以及没有重要脏器官功能衰竭的老年患者。

（4）标准吞咽功能评价量表（Standardized swallowing assessment，SSA）（见附表 9）：是 1996 年报道的专门用于评估患者吞咽能力的评价量表，该量表在国内外的临床应用广泛，具有重要的临床应用价值。该量表评估主要分为三个步骤。首先，对老年患者进行临床检查，如对意识、自主咳嗽能力等进行初步判断，若上述都没有问题，进行 5 ml 水吞咽试验，若患者重复 3 次吞咽正常 2 次以上，则进行 60 ml 水的吞咽试验，观察患者吞咽过程中咳嗽、喘息以及发音情况判断误吸是否存在。

标准吞咽功能
评价表（SSA）评估方法

该量表评分为 18～46 分，患者的分数越高，则其吞咽障碍程度越大。该量表可以有效地判断误吸，并且评定过程科学可靠，循序渐进，患者不会觉得不适，是一种简便的临床筛查方法。SSA 可以作为吞咽筛查的优先检查方式。但是，该量表具有受患者的主观影响比较大、特异性相对较小的缺点。

（5）Gugging 吞咽功能评估量表（Gugging swallowing screen，GUSS）（见附表 10）：是 Michaela Trap 在前人的基础上设计的一种简单、方便安全的吞

咽障碍的筛查工具。该检查首先评价间接吞咽试验,要求老年患者取坐位并可以保持 15 min 注意力,清嗓 2 次,保证其可吞咽口水、无流涎、无嘶哑、过水声等,然后依次让老年患者进食半固体、液体、固体食物,观察其吞咽情况。总分为 20 分,20 分为正常,15～19 分为轻度吞咽障碍,10～14 分为中度吞咽障碍,≤9 分为重度吞咽障碍。该方法全面评价了半固体、液体、固体性状食物的吞咽情况,并根据吞咽情况为患者提供科学合理的饮食指导,而且在满足检查要求的基础上可以反复进行检查,不受场地以及其他限制,适用性较好。研究表明,Gugging 量表可以将有无吞

Gugging 吞咽功能评估量表(GUSS)评估方法

咽障碍进行有效区分,区分信度和效度较好。但是,该方法无法确定患者口腔和咽部吞咽过程中具体情况,也无法对细微食物静止性误吸进行有效筛查。

(6)洼田饮水试验(见附表 11):是日本学者洼田俊夫在 1982 年提出的评定吞咽障碍的实验方法,主要针对患者的吞咽功能障碍初筛以及床边筛查。方法是让患者取坐位,喝下 30 ml 温开水,医护人员观察所需时间和吞咽情况:1 级,能顺利地 1 次喝下;2 级,分 2 次以上将水咽下而不呛咳;3 级,能 1 次将水咽下,但有呛咳;4 级,分 2 次以上将水咽下,但有呛咳;5 级,不能将水全部咽

洼田饮水试验

下,频繁呛咳。该方式具有分级简单明了,操作便利,患者配合性较高的优势。但是,该方式只能进行简单的初筛,其筛查方法不够严谨,易产生误判从而延误患者病情。初筛后有问题的患者需要再做进一步的吞咽功能评估。

(7)反复唾液吞咽试验(repetitive saliva swallowing test RSST):日本学者才藤荣一 1996 年提出用来评估吞咽功能的方法。试验方法为:老年患者取坐位或者半坐位,医护人员检查其喉结以及舌骨,令患者尽快反复吞咽,越过手指,向前上方移动然后复位,再反复确认这种运动,下降时即判定吞咽过程完成。医护人员通过观察 30 s 内患者吞咽次数以及咽喉向上抬高的幅度,患者在 30 s 以内进行 3 次即可。该方法能够用于对老年吞咽困难患者的吞咽功能进行初步筛查,具有一定的普遍性,并且筛查过程迅速、操作方便简单。但是,该方法过于主观,筛查方式不够科学严谨,灵敏度较差,并且患者会感到不适,可能出现不配合检查的状况。

(8)临床护理用吞咽功能评估工具:是黄宝延等人在 2007 年设计的供护士使用的简单吞咽功能评价筛查工具。护士主要对患者的以下 6 个方面进行检查:口唇的运动、是否流涎、舌头的运动、喉提升、咳嗽以及饮水试验。每个条目根据症状严重程度分为 A 至 D 4 个等级,每个等级有相应得分,邻近两

级之间得分相差 2 分。该工具总分为 36 分,得分越高则吞咽能力越差,4 分判定为可疑的吞咽困难患者,6 分以上初步判定为吞咽困难患者。

(9)特异性筛查工具:是针对患有某种特殊疾病以及存在其他特殊情况的老年人所设计的吞咽困难筛查与评估工具。如中国脑卒中患者神经功能缺损程度评分标准(China stroke scale,CSS)吞咽困难亚量表、多伦多床旁吞咽功能筛查测试、急性脑卒中吞咽障碍筛查工具、护士床旁吞咽障碍筛查、功能性口服摄入量表等,下面介绍中国脑卒中患者神经功能缺损程度评分标准吞咽困难亚量表。

中国脑卒中患者神经功能缺损程度评分标准吞咽困难亚量表是我国全国第四届脑血管病学学术会议提出的评价标准。老年人常患有脑卒中疾病,此量表特别针对该类老年患者。首先选取可以进食的老年患者,根据量表中的条目对其进食情况进行观察和询问,做记录。该量表总共 10 分,每 1 分对应 1 个吞咽评价结果,分数越高,其吞咽困难程度越低。该量表的效度较好,根据量表可以准确判断老年患者是否存在误吸,并可以准确地评估患者的营养情况。此外该量表检查条目较少,患者的配合性较高。

5. 认知功能评估　认知功能是大脑皮质高级神经活动的重要内容,是人类重要的心理过程,它包括感知觉、注意力、记忆力和思维语言等方面,是老年人健康不可或缺的重要内容。老年人认知障碍包括轻度认知功能障碍(mild cognitive impairment,MCI)和痴呆。目前国内外应用最广泛的认知筛查量表为简易精神状态检查表(mini-mental state of examination,MMSE)、简易智力状态评估量表(Mini Cog)以及蒙特利尔认知评估(Montreal cognitive assessment,MoCA)等。

(1)简易精神状态检查表(MMSE)(见附表 12):MMSE 量表由美国 Folstein 等于 1975 年编制而成,其测试内容包括时间定向、地点定向、即刻记忆力、注意力和计算力、回忆能力、命名能力、复述能力、三步命令、阅读能力、书写能力和结构能力共 11 项条目,最高分 30 分,评分越高则表示认知功能越好。该量表耗时约 5～10 min,具有简便易行、易被患者接受等特点。MMSE 量表具有良好的信度和效度,常用于认知

简易精神状态检查表(MMSE)评估方法

障碍的早期筛查。测评结果受被测者教育水平的影响,中文版量表经教育程度修正后,老年痴呆的评定标准为:文盲组(未受教育)≤17 分,小学组(受教育年限≤6 年)≤20 分,中学及以上学历组(受教育年限>6 年)≤24 分。

(2)简易智力状态评估量表(Mini Cog):该量表评估用时短,操作简单方

便,患者接受度高,对评估者没有资格要求,但评估认知域少,难以准确反映患者认知状态。评估方法如下:

① 请受试者仔细听和记住 3 个不相关的词,然后重复;

② 请受试者在一张空白纸上画出钟的外形,标好时钟数字,给受试者一个时间让其在钟上标出来。[(画钟试验(CDT)正确:能正确标明时钟数字位置,并正确表示所给定的时间];

③ 请受试者说出先前所给的 3 个词。

评估建议:

① 0 分:3 个词一个也记不住,定为痴呆。

② 1~2 分:能记住 3 个词中的 1~2 个,CDT 正确,认知功能正常;CDT 不正确,认知功能缺损。

③ 3 分:能记住 3 个词,不定为痴呆。

(3) 蒙特利尔认知评估(MoCA)(见附表 13):蒙特利尔认知评估量表由加拿大 Nasreddine 等根据临床经验并参考 MMSE 的认知项目和评分而制定,包括视空间执行能力、命名、记忆、注意、语言、抽象思维、延迟记忆、定向力方面的认知评估,共计 30 分,如果受试者受教育年限少于 12 年,测试

**蒙特利尔
认知评估量表**

结果加 1 分以校正文化程度的偏倚,<26 分提示存在认知功能障碍,得分越低,认知功能障碍越严重。

(4) 其他:如临床痴呆评定量表(clinical dementia rating,CDR)、智能筛检测验(cognitive ability assessment instrument,CASI)、痴呆知情者评定问卷(AD8)等。

(三)心理精神状态评估

老化的进程中会出现多种生活事件,如退休、失落、丧偶、慢性病和经济状况改变等,需要老年人进行自我调节,当大脑功能发生退化而调节不良时,常会导致老年人精神心理状况发生改变。85%的老年人或多或少存在着不同程度的心理问题,27%的老年人有明显的焦虑、抑郁等心理障碍。

1. 焦虑的评估 焦虑是个体感受到威胁时的一种紧张、不愉快的情绪状态,表现为紧张、不安、急躁等一系列复杂的情绪反应。老年人群的焦虑症伴随基础疾病继发的情绪障碍会影响老年人的心理、生理及社会融入度,从而加重躯体症状,影响患者的疾病转归,降低患者生活质量。常用的评估量表包括焦虑自评量表(self-rating anxiety scale,SAS)、状态-特质焦虑问卷(state-trait anxiety inventory,STAI)等。

(1) 焦虑自评量表(SAS)(见附表 14)　该量表为自评量表,由 Zung 于 1971 年编制。评估内容包括 20 个条目,每个条目采用 1～4 评分,评估近 1 周内症状出现的频度,适用于具有焦虑症状的老年人。由能够配合的、具有阅读和理解能力的受试者本人完成。评估所需时间大约为 5 min。

(2) 状态-特质焦虑问卷(STAI)(见附表 15)　状态-特质焦虑问卷由 Spielberger 等人编制,首版于 1970 年问世,于 1988 年译成中文。该量表为自评量表,由 40 项描述题组成,分为两个分量表:① 状态焦虑量表(state anxiety inventory,S-AI),包括第 1～20 题。状态焦虑描述一种通常短暂的不愉快情绪体验,主要用于反映即刻或最近某一特定时间的恐惧、紧张、忧虑和神经质的体验或感受。② 特质焦虑量表(trait anxiety inventory,T-AI),包括第 21～40 题。特质焦虑描述相对稳定的,作为一种人格特质且具有个体差异的焦虑倾向,适用于具有焦虑症状的老年人,由能够配合的、具有阅读和理解能力的被试者本人完成。评估所需时间大约为 10 min。

2. 抑郁的评估　抑郁症是一种危害性非常大的慢性疾病,致残率也非常高。抑郁情绪是老年人中最常见的精神障碍,其发生原因与社会、心理因素有着密切的关系。虽然抑郁心理在老年人中非常常见,但是又很容易被忽视。老年抑郁的初筛尤其是门诊或社区的老年患者抑郁初筛可采用四个问题的老年抑郁量表(GDS-4),如果满足 2 个问题答案得分的条件,则可做进一步临床评估,尤其是精神检查。专用于老年人的抑郁筛查表是老年抑郁量表(geriatric depression scale,GDS)(见附表 16)。它由 Brink 等于 1982 年创制,用于评定老年人最近一周内的感受。量表共包含 30 个条目,包括情绪低落、活动减少、易激惹、退缩痛苦的想法,以及对过去、现在和将来的消极评分。该量表可作为老年人的专用抑郁评估量表。它由受试者本人或医护人员完成。根据老年人的需要,评估老年人最近一周的感受。

3. 睡眠质量评估　睡眠障碍是老年人最常见的症状之一,长期反复睡眠障碍会影响老年人原发病的治疗和康复,加重或诱发某些躯体疾病,是威胁老年人身心健康的重要因素。调查显示,全球有 27% 的人有睡眠障碍,我国人群中有 45.5% 的人存在睡眠问题,其中老年人占 56.7%。影响老年人睡眠质量的因素有年龄、躯体疾病状态、家庭、环境、习惯、药物、精神障碍和认知损害等。匹兹堡睡眠质量指数量表(Pittsburgh sleep quality index,PSQI)(见附表 17)是适用于睡眠障碍、精神障碍患者的睡眠质量评价、疗效观察、一般人群睡眠质量的调查研究,以及睡眠质量与心身健康相关性研究的评定工具,有助于鉴别暂时性和持续性的睡眠障碍。PSQI 的使用和评价方法:该量表用于评定受试者最近 1 个月的睡眠质量,由 19 个自评和 5 个他评条目构成,其中 18 个条目组成 7 个成分,每个成分按 0～3 等级计分,累计各成分得分为 PSQI 总分,总分范围为 0～21,得分越高,表示睡眠质量越差。受试者完成评估需要 5～10 min。

4. 谵妄评估 谵妄是一种非特异性脑功能障碍综合征,特征为认知和注意力障碍,表现为知觉、思维、记忆、精神活动、情绪和睡眠-觉醒周期紊乱。老年谵妄是发生于 65 岁以上老年患者的谵妄,有研究表明年龄＞65 岁的老年住院患者谵妄总体发病率为 6%～56%,术后患者的谵妄发生率为 15%～53%。

老年谵妄是脑功能受损和脑功能储备下降的标志,会对老年人机体功能和生活质量产生严重的不良影响,往往预示着老年患者机体系统状态的急剧恶化并与神经认知障碍密切相关,导致老年患者自理能力的丧失,产生大笔医疗费用,带来巨大的社会成本。老年谵妄是老年人医疗和护理中最重要的问题,也是判断老年患者预后的重要潜在指标,所以重视谵妄、加强临床护理对于筛查和识别谵妄从而及时有效地预防和治疗老年谵妄有着重要的意义。

美国精神病协会指南推荐采用意识障碍评估(confusion assessment method,CAM)(见附表 18)来评估老年人的谵妄,该方法简洁、有效,诊断的敏感度和特异度均较高。CAM 作为国际通用谵妄诊断工具,被翻译成 19 种语言,应用于 4 500 多项原始研究并被发表。CAM 诊断谵妄的 4 个核心特征是:① 急性起病,精神状态波动性改变;② 注意力不集中;③ 思维无序;④ 意识水平改变。患者同时出现特征①②和③或④便可诊断为谵妄。CAM 具有高度的敏感性和特异性。

(四) 社会评估

随着社会的发展、家庭结构的改变,对老年人的长期照护势在必行。影响整体照护品质的重要因素之一是社会支持。老年人在遇到突发事件时调节良好,常常是因为有较好的支持系统,包括来自家庭、社区或社会的支持。因此需要对老年人进行社会关系和社会支持的评估。

个体的社会关系网包括与之有直接或间接关系的所有人或人群,如家人、邻里、朋友、同学、同事、领导、宗教团体以及成员、自救组织等;对住院患者而言,它还包括病友、医生和护士。从社会关系网所获得的支持统称为社会支持。社会支持从性质上可以分为两类:一类为客观、可见或实际的支持,包括物质上的直接援助和社会网络、团体关系的存在和参与。后者是指稳定的团体关系(如家庭、婚姻、朋友、同事等)或不稳定的社会联系(如非正式团体、暂时性的社会交际等)。这类支持独立于个体的感受之外,是客观存在的现实。另一类是主观、体验到的情感上的支持,指个体在社会中受尊重、被支持、理解的情感体验和满意程度,与个体的主观感受密切相关。可通过交谈、观察和量表等方法评估个体获得的社会支持。社会评估是针对老年人社会适应能力、社会关系网或社会支持、社会服务的利用、经济状况、特殊需要、角色和文化背景等方面的评估,这些都有可能影响管理计划的制订。在社会评估中,社会工作者应发挥重要的作用,要高度重视老年患者的个人价值观、精神寄托和临终愿望(如遗嘱)等问题,任何情况下都应尊重患者的文化和宗教信仰。

1. 社会支持评定量表(social support rating scale, SSRS)(见附表 19) 社会支持评定量表是肖水源等心理卫生工作者在借鉴国外量表的基础上,根据我国的实际情况自行设计编制的,帮助人们对自己的社会支持进行全面的评定。该量表包括 10 个题目,包括客观支持(第 2、6、7 题)、主观支持(第 1、3、4、5 题)、支持利用度(第 8、9、10 题)3 个维度,适用于所有老年人。该量表可由医生、护士、家属或者患者本人进行评定。将 10 个题目得分相加,得到社会支持总分;将第 2、6、7 题得分相加,得到客观支持分;将第 1、3、4、5 题得分相加,得到主观支持分;将第 8、9、10 题得分相加,得到支持利用度分。总分越高,表明社会支持程度越高。

2. 社会关系评估量表(Lubben social network scale, LSNS)(见附表 20) 该量表包括 10 个项目,每个项目得分为 0~5 分,总分为 0~50 分。总分<20 分表示社会关系及社会支持差,≥20 分表示社会关系及社会支持良好。完成该量表评估需要 15 min 左右。

(五) 环境评估

随着社会老龄化和小家庭的日益增多,独居老年人的数量也随之增多。老年人的健康状况与其所生存的环境有着密切关系,当老年人没有能力调节和适应环境的变化时,疾病就会发生,所以在对老年人的健康状况进行综合评估时,一定要对老年人的生活环境进行评估。通过评估可以明确并设法减少影响老年人生活环境的不良物理因素和社会因素,补偿老年人机体缺损的功能,帮助老年人选择良好的独立生活环境,让老年人有安全、方便、舒适的生活环境。

1. 老年居家安全评估 可使用老年人居住环境安全评估量表(见附表 21),评估居家环境中是否有妨碍安全的因素,如:地面是否平坦,有无台阶等障碍,有无管线或杂物放置,厨房设备是否安全,煤气炉旁有无易燃物品,浴室是否有防滑措施,电源是否妥当等。评估时应了解老年人生活环境中的特殊资源及其对目前生活环境的特殊要求。

2. 居室生活环境评估　居室是人们最主要的栖息地,也是人们自由支配和享受闲暇时间的场所。居室环境对老年人来说尤为重要,因为老年人每日的主要活动场所就是自己的居室内。居室布置得好,能使老年人舒适、愉快地度过晚年。老年人的居室环境要强调实用、方便、安全、简洁、柔和,同时应因地制宜地对居室加以改造,使之更有利于老年人的健康。

(1)居室方位:以朝南的房间为佳,冬暖夏凉,如同"天然空调"。而朝北的房间冬冷夏热,而老年人周身循环和体温调节能力较差,住在朝北的房间对健康不利。

(2)居室条件:老年人一般既怕孤寂,又怕嘈杂。由于老年人体力储备差,热闹一会儿就想独自休息一会儿,休息时往往对周围的一切谈话、嬉笑都厌烦。而休息后精神恢复了,又希望和家人唠叨唠叨,喜欢儿孙绕膝。有些老年人还有自己的兴趣和活动,如读书、写字、会客等,最好让老年人住在宁静的单间中。如果住房条件差,也应尽量创造条件。如可用布帘、屏风隔开,制造一个"老年人生活角",并做适当布置,尽可能使老年人感到舒适。

(3)居室防寒防暑功能:由于老年人血液循环差,新陈代谢过程慢,既不耐热又不抗寒,因此居室的温度既不能太冷,也不能太热,以 24～26℃为宜。

(4)居室空气质量:居室要经常通风,保持室内空气流通。空气不通畅会使老年人终日感到胸闷、压抑。

(5)居室噪音:噪音能损伤听觉,使听力下降;刺激神经系统,引起头晕、头痛,使人烦躁不安;影响心血管系统,使心跳加速、血压升高。因此收音机、电视机的音量要适度,不要大声说话等。

(6)居室色彩:房间内的色彩对人的情绪会有一定的影响,置身于色彩鲜明的墙壁、地面和明快色彩的家具营造的环境中,人就可能心情愉快。反之,在色调沉闷的居室环境中,人就可能心情抑郁。在居室的色彩中,墙壁颜色是一个重要方面。对老年人来说,墙壁以中性色调为主,稍偏暖色,不适合用大红大绿等有强烈对比的颜色。

(7)居室装饰:小装饰品可点缀环境,平衡房间布局,协调色彩,活泼气氛,增强生活气息,使人赏心悦目。为此,室内可陈设一两盆花卉,如文竹、水仙等盆景。

3. 室外生活环境评估

(1)气候条件是否恶劣:老年人生理功能下降,对抗外界恶劣环境的能力亦明显下降。因此应尽量避免老年人处于雨、雪、冰雹等恶劣气候环境中。

（2）建筑物是否密、乱：建筑物又密又乱的环境会造成老年人心理上的不安与烦躁，使老年人缺乏安全感，易情绪激动。应尽可能让老年人居住在布局合理、视野开阔、规律有序的社区里。

（3）是否惊险刺激：各种紧张的体育比赛、惊险的杂技表演以及游乐场里的过山车等娱乐项目在使人们兴奋、紧张的同时，也会刺激人体交感神经，使心跳加快、血管收缩、血压升高。所以，老年人不适合去这些场所。

（4）是否人声嘈杂：在固定空间里，随着人口密度的不断增加，人们的谈话声、吵闹声汇合在一起会构成很大的噪声。老年人若久处在这样的环境里，容易产生烦躁情绪，发生各种心脑血管疾病。

（六）生活质量评估

老年人生活质量是指 60 岁及以上老年人群对自己的身体、精神、家庭和社会生活美满的程度和老年生活的全面评价，评估老年人的生活质量不仅需评估躯体健康情况，还包括对心理健康、社会适应能力的评估。该评估对衡量老年人的幸福度具有意义。生活质量的评定方法有访谈法、标准化量表评定法、主观报告法等。

访谈法较灵活，适用面广，可以用于不同类型的人员，包括文盲、因病不能活动者等，但是主观性太强，访谈者的价值观和倾向会影响被访人。主观报告法是一种简单的、一维的全局评定法，报告者根据自己的健康状况、对生存质量的理解进行主观报告，优点是容易处理，缺点是报告结果的可靠性和综合性不确定。标准化量表评定法是目前广为采用的方法，下面介绍几种常用的量表。

1. 简短 36 条健康调查量表（the MOS item short from health survey，SF-36）（见附表 22）　SF-36 测量的范围广泛，是为测量疾病结果设计的。

自 1992 年 SF-36 建立以来，由于信度高、效度高、评价方法程序化等诸多优点，SF-36 已经广泛应用于临床实践和临床科研、卫生政策评价、一般人群的健康调查等。该量表测量内容可概括为 8 个领域：躯体功能、躯体角色、机体疼痛、社会功能、心理卫生、情绪角色、活力和总体健康状况。

2. 世界卫生组织生活质量测定量表（World Health Organization quality of life scale-brief form questionnaire，WHOQOL-100）　这是一个跨国家、跨文化的普适性量表，于 1991 年开始研制。经过几年探索，1995 年研制团队从 236 个条目中选出 100 条形成了 WHOQOL-100。该量表由 6 个领域 24 个方面外加一个总的健康小结组成。同时，为便于操作还研制了 26 个条目的简表

WHOQOL-BREF。

WHOQOL-100 用于评估受试者的生活质量、健康情况和日常活动的感觉，需要受试者按照自己的标准、愿望或感觉回答所有问题。

WHOQOL 量表测定最近两周的生活质量情况，但在实际工作中，根据不同阶段工作的特殊性，量表可以考察不同长度时间段的生活质量。如评价一些慢性疾病如关节炎、酸背痛患者的生活质量，可调查近 4 周的情况。在化疗患者的生活质量评价中，主要根据所要达到的疗效或产生的不良反应来考虑时间框架。

3. 生活满意度指数(life satisfaction index，LSI) 生活满意度指数主要反映老年人心理健康，包含许多反映正相健康的指标。其评估维度包括生活的兴趣、决心与毅力、知足感、自我概念及情绪。LSI 有两种评分方法：同意(1 分)与不同意(0 分)的两分法和另外一种三分法[同意(2 分)、不知道(1 分)、不同意(0 分)]。

4. 脑卒中专用生活质量量表(stroke specific quality of life scale，SS-QOL) 该表由美国印第安纳大学医学院 Williams 等研制。它是第一个以患者为中心建立起来的脑卒中专用生活质量量表，不仅包括了躯体功能、社会参与、心理及主观感受等方面的健康概念，为适应新的医学模式，它还涵盖了对脑卒中人群有特异性影响的方面(如语言、认知、上肢功能、视力等)。该量表包括 49 个项目，共分为 12 个领域：精力、家庭角色、语言、活动、情绪、个性、自理能力、社会角色、思维、上肢功能、视力、工作/劳力。SS-QOL 采用等距等级条目形式，为自评表。脑卒中患者在等距离的程度语词间选择，采用 5 级评分制(1～5 分)，得分越高说明健康状况越好。

(七) 老年综合征评估

1. 老年综合征(geriatric syndrome，GS) 是指老年人由于年龄增加，功能衰退，各种损伤效应累积影响机体多个系统，表现出对外界刺激应激性差、脆弱性明显，进而出现一系列临床病象症状的症候群。亚太地区老年医学会综合多个维度，于 2013 年发表共识指出老年综合征的症状包含阿尔茨海默病、帕金森病、尿失禁、谵妄、抑郁、疼痛、视力障碍、多重用药等。但是老年综合评估只是初筛，具体诊断有待进一步确诊。比如通过询问有无配镜史、视力评估，初筛有无视力障碍的老年综合征。

听力检查前排除耳垢阻塞或中耳炎。用简易方法，站在受试者后方约 15 cm，气音说出几个字，若受试者不能重复说出一半以上的字，则表示其可能有听力方面的问题。建议询问听力障碍病史，评估双耳听力障碍情况，询问是否佩戴助听器。需要明确引起听力障碍的病因,建议进一步至五官科专科诊治。

2. 肌少症评估　肌少症由 Rosenberg 于 1989 年首次命名,是一种与年龄增加相关的、进行性的、广泛性的骨骼肌疾病。表现为全身骨骼肌质量和(或)力量减退,以及肌肉生理功能减退,进而使跌倒、骨折、身体残疾和死亡等不良后果的发生率增加。2018 年欧洲老年人肌少症工作组(EWGSOP)修订的欧洲肌少症共识 2(EWGSOP2),强调低肌力是肌少症的关键特征,肌肉数量和质量降低是其诊断依据,身体机能不佳是严重肌少症的标志。肌少症的筛查依赖于肌肉质量、肌力以及肌肉功能的准确评估。

(1) 肌肉质量的测量:目前肌肉质量主要通过各种技术来评估。磁共振成像(MRI)和计算机断层扫描(CT)评估准确性高但费用昂贵、设备不易携带且存在辐射暴露,因此临床应用较少。双能 X 射线吸收法(dual energy X-ray absorptiometry,DXA)主要原理是根据 X 射线衰减率的不同来区分骨组织、脂肪、瘦软组织等,其中瘦软组织主要由肌肉组织构成。生物电阻抗分析(bioelectrical impedance analysis,BIA)是通过测定机体电阻抗的方法计算出体内肌肉、脂肪的质量,既无创又经济,但结果易受到电极位置、体液含量及不同种族人群等因素干扰。DXA 和 BIA 均有一定的局限性:DXA 可能会造成测量结果偏高,BIA 可能会受肥胖、体液潴留的影响。但二者仍是目前应用最广泛的方法。超声可测量不同部位的肌肉厚度,并根据肌肉厚度与肌容量的线性关系得到肌肉质量,测量过程仅需受检者保持站立体位,可广泛用于社区筛查,但其准确性有待验证。

(2) 肌力评估:优势手的握力是目前应用最广泛的肌力评估方法,简便易行,便于社区肌少症筛查,Jamar 测力计已经过验证并广泛使用。测量下肢肌力,椅立测试评价患者在不使用手臂帮助的情况下记录的从坐姿站起来 5 次所需的时间。椅立计时测试计算患者 30 s 内在椅子上站起、坐下的次数。椅立测试既可评定肌力又可评定耐力,有效且测定方便。

(3) 肌肉功能评估:EWGSOP2 推荐使用简易五项评分问卷(SARC-F)(见附表 23),该问卷由力量、行走、座椅起立、攀爬楼梯和跌倒情况 5 个评估项目组成,其中每个评估项目按照难易程度分别对应 2 分、1 分、0 分,五项得分相加即为 SARC-F 总分(0~10 分),总分≥4 分者被认为是肌少症高风险者。SARC-F 评分可在一定程度上简化肌少症的临床诊断程序,有利于初级医疗单位对肌少症进行快速筛查。迷你肌少症风险评估(mini sarcopenia risk assessment,MSRA)问卷共 7 个项目,涉及年龄、步行能力、饮食习惯,以及近一年的住院次数和身体质量变化等,总分为 0~40 分,该方法在其研究人群中表现出较高敏感性和特异性。中文版 MSRA(C-MSRA)问卷包括 2 份,分别为 C-MSRA-7(含 7 个项目)和 C-MSRA-5(含 5 个项目),两种项目均具有较高的诊断敏感性,且 C-MSRA-5 比 C-MSRA-7 更简洁,特异性更好。

3. 衰弱评估　衰弱是指老年人多系统生理功能减退所导致的身体功能储备降低,抗应激能力及维持体内平衡能力下降,对外界微小刺激即发生强烈反应的一种非特异状态,可使老年人跌倒、失能及死亡等风险增加。其内容主要包含以下五个方面:步速减慢,肌无力(握力降低),活动能力降低、活动耐力减弱,疲劳,不明原因的体重下降。目前临床及研究中常用的主要有衰弱综合征标准、衰弱指数(frailty index,FI)、衰弱量表、老年综合评估等问卷类工具。

(1) Fried 衰弱综合征标准(见附表 24):也称 Fried 衰弱表型,满足以下 5 条中 3 条或以上存在衰弱:① 不明原因体重下降;② 疲乏;③ 握力下降;④ 行走速度下降;⑤ 躯体活动降低(体力活动下降)。满足 1 条或 2 条的状态为衰弱前期,而无以上 5 条人群为无衰弱的健壮老人。Fried 衰弱综合征标准把衰弱作为临床事件的前驱状态,可独立预测 3 年内跌倒、行走能力下降、日常生活能力受损情况、住院率及死亡,便于采取预防措施。但该研究排除了帕金森病患者、有卒中史者、认知功能异常者及抑郁患者,且在临床使用时部分变量不易测量,在该标准中也未包含其他重要系统功能障碍的变量。该评估方法目前在临床和研究中应用最多。

(2) FRAIL 衰弱量表(见附表 25):该表是由美国学者 Morley 研制的,内容主要包括 5 项条目量表:疲乏、耐力、步行、疾病、体重下降。每条 1 分,总分为 0~5 分,1~2 分为衰弱前期,3 分及以上即为衰弱。

4. 营养评估　合理的营养有助于改善老年人的营养状况、临床情况以及功能指标,减少疾病的并发症和降低死亡率,合理的营养有助于延缓衰老进程、促进健康和预防慢性退行性疾病,提高生命质量。老年人营养不良发生率高,国外有研究报道:社区及居家老年人营养不良发生率为 15%,老年住院患者营养不良发生率为 62%,养老院营养不良发生率为 85%。所以对老年人来说营养监测和评估是非常重要的。一般情况下,60 岁以上的人基础代谢下降,体力活动也相对减少。以轻体力劳动者为例,在应激下,推荐的能量摄入量是 25 kcal/(kg·d),严重应激时,如患脓毒血症或严重的应激性溃疡时,推荐摄入的能量是 40 kcal/(kg·d)。一般 60~80 岁男性推荐能量摄入量为 1 900 kcal/d,女性在 60 岁时推荐能量摄入量为 1 800 kcal/d,70 岁以后减少 100 kcal/d。

对老年人来说,蛋白质是非常重要的,摄入量不应低于成年人,一般维持氮平衡及满足组织需要的蛋白质推荐摄入量是 1.0 g/kg,在严重应激如严重外伤或感染情况下,蛋白质的摄入量可提高至 1.5 g/kg。老年人脂肪的摄入不宜过多,脂肪提供的能量宜占全天总能量摄入量的 25%～30%。一般而言,老年人如果摄入营养均衡的膳食,不再需要补充额外的复合维生素及矿物质。然而,仍有一些老年人面临营养缺乏的风险。因此在有条件的情况下,补充多种微量营养素制剂对老年人是必要的。在合理膳食外补充微量营养素制品,目前已成为发达国家人们普遍采用的补充微量营养素的方法之一。随着年龄增长,老年人口渴觉减退,使其摄入水分不足,加之水分的过度丢失可导致脱水。在老年人群中,住养老院、患阿尔茨海默病、慢性消耗性疾病及多种药物联合服用的老年人最容易脱水。推荐的水摄入量是 30 ml/kg。由于目前尚无评定老年人营养状况的检测指标和评定标准,各种评价方法均有一定的局限性,采用不同评价方法,其营养不良的检出率和营养不良程度往往存在差异。因此,现在临床上大多提倡实施营养评价时采用综合性营养评价指标,以提高敏感性和特异性。常见的综合营养评价指标包括:预后营养指数(PNI)、营养危险指数(NRI)、营养评定指数(NAI)、住院患者预后指数(HPI)、主观全面评定(SGA)和微型营养评定(MNA)等。

(1) 微型营养评定(MNA)(见附表 26):MNA 是 20 世纪 90 年代初由 Vellas 等创立和发展的一种人体营养状况评定方法。微型营养评定被认为是较理想的一种评价老年人营养状况的简单快速的方法,在老年人中获得了良好的效果。MNA 与传统的人体营养评价方法及人体组成测定有很好的线性相关性,且快速、简单、易操作,一般需要 10 min 即可完成。研究证明,该工具既可用于有营养不良风险的患者,也可用于已发生营养不良的住院患者。此外,还可用于预测健康结局、社会功能、病死率、就诊次数和住院费用等。微型营养评定表由 4 个维度 18 个条目所组成:① 综合评价:包括患者用药情况、诊疗情况、患者的生活类型、活动能力等;② 人体测量包括:小腿围、上臂肌肉围、体重指数(BMI);③ 主观评价包括:患者对自身营养状况和自身健康的评价两个项目;④ 膳食问卷包括:患者的餐次、液体摄入量、食物类型、自主进食情况等 6 项。18 个条目总分为 30 分。判定结果:MAN≤17 分提示患者营养不良;17＜MNA＜24 提示患者有营养不良风险;MNA≥24 分提示患者营养状况良好。

(2) 营养风险筛查(nutrition risk screening,NRS2002)(见附表 27)

NRS2002 是 ESPEN 提出并推荐使用的营养筛查工具。包括 4 个方面的评估内容：人体测量、近期体重变化、膳食摄入情况和疾病的严重程度。NRS2002 评分由三个部分构成：营养状态评分、疾病状态评分、年龄调整评分，三部分评分之和为总评分(若 70 岁以上加 1 分)。总评分为 0～7 分，若

NRS2002 的评分≥3 分，可确定患者存在营养不良风险。NRS2002 突出的优点在于能预测营养不良风险，并能前瞻性地动态判断患者营养状态变化，便于及时反馈患者的营养状况，并为患者调整营养支持方案提供证据。

5. 疼痛评估 老年人疼痛评估需详细询问疼痛病史和进行体格检查；回顾疼痛的位置、强度、加重及缓解因素，是否影响情绪和睡眠；询问疼痛部位是否感觉异常、痛觉超敏、感觉减退、麻木等。老年性疼痛的评估包括视觉模拟法(visual analogue scale, VAS)和数字评定量表(numerical rating scale, NRS)。VAS 是评价老年患者急性、慢性疼痛的有效方法，但进行该评估需要患者视觉和运动功能基本正常。NRS 尤其适用于需要对疼痛强度及变化进行评定的老年人，能可靠、较有效地评价老年患者急性或慢性疼痛，不适用于对感知能力差或对描述理解力差的老年人。NRS 评估时应注意：① 最好以小时为单位间歇进行评定；② 周期性动态评分不宜过度频繁使用，避免患者焦虑不合作；③ 患者自控丧失和焦虑可加重疼痛感觉，影响评分结果。

6. 多重用药评估 多重用药的诊断标准目前尚未达成共识，当前临床应用最为广泛的标准通常是将应用 5 种及以上药品视为多重用药。

7. 皮肤压力性损伤评估 压力性损伤好发于老年人，尤其是病情危重、长期卧床、营养失调或代谢障碍、尿便失禁的患者。统计资料显示 71% 的压力性损伤出现在 70 岁及以上老年人中。Braden 量表评分法应用广泛，评分项目包括感知能力、潮湿程度、活动能力、移动能力、营养摄取能力、摩擦力和剪切力六个方面(见附表 28)。

8. 尿失禁的评估 尿失禁(incontinence of urine)是指由于膀胱括约肌损伤或神经精神功能障碍而丧失排尿自控的能力，使尿液不受主观控制而自尿道口溢出或流出的状态。尿失禁常见于老人，根据调查 15%～30% 的社区老年人、30% 的住院老年人以及 50% 生活在养老机构中的老年人发生尿失禁。此外，尿失禁的发病率还随年龄、残疾及制动的增加而增加。尿失禁造成身体异味、反复尿路感染及皮肤糜烂发生，会导致老年人孤僻、抑郁，因此尿失禁也称"社交癌"。尿失禁是导致跌倒及压力性损伤的一个重要的危险

因素,是仅次于痴呆的导致入住老年医疗机构的危险因素。老年性尿失禁可分为急迫性尿失禁、压力性尿失禁、充盈性尿失禁、功能性尿失禁四类。常用的评估量表有国际尿失禁咨询委员会尿失禁问卷表简表(见附表29)和国际尿失禁咨询委员会失禁问卷表(ICIQ-UI-LF)。

9. 综合评估量表

(1)美国老年人资源和服务操作功能评价量表(OARS):1975年杜克大学创立的OARS量表是第一个老年综合评估量表。该量表包括多维功能评价问卷(MFAQ)和服务评价问卷(SAQ)两部分,MFAQ评估包括社会资源、经济资源、心理、生理、日常生活能力5个方面共105个条目。OARS量表在世界上应用最为广泛。

(2)持续评估记录和评价条目集(CARE):持续评估记录和评价条目集量表创立于1977年,是一种综合评估技术,该量表包括抑郁症、痴呆、活动障碍、主观记忆、睡眠、躯体症状6个方面,共有机构入院、居家照护、出院及死亡4个版本。该量表既适用于患者也适用于非患者,还可用于评估服务的实效性。其目的是将老年人的健康和社会问题予以记录、分级和分类,用于综合评估老年人的精神、医学、营养状态及经济、社会问题,旨在揭示、记录老年人的健康和社会情况,没有相应的评分标准。CARE包括4个核心方面1 500个项目,内容涉及躯体、精神、营养、社会、经济等。该量表由于过于复杂,很少实际中应用。

(3)中国老年人健康综合功能评价量表:胡秀英等人检索多个数据库中老年综合评价专著以及中国某些地区使用的老年人健康评价标准,并结合指标构建原则以及中国文化背景等,通过德尔菲法构建出我国老年人健康综合功能评价量表,主要包括生活功能健康状态、精神心理健康状态和社会状况三大维度。生活功能健康状态维度中基本的日常生活功能评定中任一项得分在3分以下,则提示这方面的功能下降;高级的日常生活能力评定中总分<10分提示功能受损。精神心理健康状态维度中活力指数评定时<7分提示活力下降;认知功能评定时若该老年人通过认知量表测定为认知障碍者,则弃去该老年人的研究数据,只计算认知正常者的得分,<30分提示认知障碍;抑郁状况得分为负性得分,≤4分为正常。社会状况维度中社会支持水平≤44分为异常,家庭支持水平≤6分为异常。三个维度的得分(除抑郁指标)相加即为健康总得分,健康总得分越高,说明综合健康状况越好。

第四节　老年综合评估的注意要点

一、选择合适的老年综合评估技术

老年综合评估(CGA)是老年医学的核心技术,已被国际老年医学界公认。在积极引进这一核心技术的同时,也要探索出适合我国老年医学发展的CGA技术。目前根据机构的不同,可将CGA技术分为三类:

(一)社区适宜的 CGA 技术

为使老年人在日常生活中保持健康,需要采用一些简易的评估方法进行CGA,旨在进行筛查,为转诊提供依据和进行健康管理。其主要技术包括:

1. ADL 评估　如 Karz-ADL、Barthel 指数量表和起立行走测试等。

2. 老年抑郁评估　如老年抑郁评定量表(GDS)。

3. 认知功能评估　如三件事回顾和画钟试验。

4. 营养评估　如体质指数。

5. 跌倒风险评估　如跌倒风险评估量表。

6. 尿失禁评估　如国际尿失禁咨询委员会尿失禁问卷表简表(ICIQ-UI-SF)。

(二)医院适宜的 CGA 技术

为了使老年人在医院尽早康复,恢复健康,需要进行医院 CGA,目的在于明确诊断,制订中期照护计划。其主要技术包括:

1. 一般的医学评估。

2. 日常生活活动能力评估　如使用 Barthel 指数量表、复杂性日常生活功能量表等进行评估。

3. 认知功能评估　如使用简易智能评估量表、简易操作智能问卷和画钟试验等进行评估。

4. 营养状况评估　如用简易营养评估量表等进行评估。

5. 各种老年综合征的评估　如对跌倒的评估可采用跌倒风险评定工具、起立行走试验、平衡与步态功能测试等进行评估,对老年期痴呆的评估可用Barthel 指数量表、简易智能评估量表、Hachinski 缺血指数量表、阿尔茨海默病评定量表、临床痴呆评定量表等进行评估。

6. 各种老年问题的评估　如对压力性损伤可用皮肤危险因子评估表等

进行评估。

7. 出院评估　由多学科团队成员进行评估,评估内容包括患者住院期间的康复治疗效果评价、出院后的转归与去向、出院后的中期或长期照护计划。

(三)养老院适宜的 CGA 技术

为了及时了解老年人的健康状况、生活自理能力和其他功能状况,需要对养老院中的老年人进行 CGA,其主要技术包括:

1. 日常生活能力评估　如 Barthel 指数量表等。

2. 精神心理健康评估　如精神状态评估表、抑郁状态问卷、自评抑郁量表等。

3. 运动能力评估　如平衡测试、步态测试、起立行走试验等。

4. 营养状况评估　如营养初筛表、简易营养状况评估量表、简易营养评估量表等。

5. 认知功能评估　如画钟试验、简易智能评估量表和简易操作智能问卷等。

6. 社会行为健康评估　如人际关系自我评定量表等。

二、老年综合评估的沟通技巧和沟通方式

(一)沟通技巧

要得到一个好的综合评估结果,不仅需要有合理的评估方案,而且需要良好的评估技巧。评估技巧是综合评估活动顺利开展所必需的,其中最重要的是与老年人的沟通技巧。沟通是一个过程,可使两个人互相了解,通过给予或接收对方的信号互相指导、互相学习,是一个双向的过程。沟通不局限于利用语言,还可利用手势、动作来表达出事实、感觉和意念。要建立良好的沟通,需要有适宜的技巧,以下技巧可供参考:

1. 有同理心　设身处地地从老年人的角度去看待和感受事物,并且正确地表达自己的感受,使他们觉得自己被了解和接受,这会给老年人以最大的支持;要了解老人的脾气、性格和喜好,可以事先打听或在日后的接触中进一步了解。

2. 感情真挚　用坦诚的态度与老年人交往,使他们感受到一种真挚的关心;要和蔼可亲、平易近人,脸上常带微笑,让老人能感受到亲切感和幽默感。

3. 接纳老人　大部分老年人缺乏安全感,迫切希望得到别人的关怀和接纳,故需以爱心及体谅接纳他们。

4. 尊重老人　老年人常感无用,容易产生自卑感,明显的尊重与支持能

增强老年人的自爱和自尊心,提升其自我形象;不要让老年人抬起头或远距离交谈,那样老年人会感觉你高高在上和难以亲近,应该近距离弯下腰去与老年人交谈,老年人才会觉得平等和被重视;在老年人视线内,不应与他人耳语,以免引起猜疑;用适当的称谓称呼,未经允许不可直呼其名。

5. 积极主动　老年人大多是被动的,缺乏自信心,对人有戒心,因此要积极主动地去接触他们,使他们感受到被关心;沟通语言应简短、扼要,尽量使用全名,避免使用专业术语和抽象语句。

6. 耐心细致　老年人多有不愉快的生活经验,需要耐心地倾听与处理;老年人一般都比较唠叨,不要表现出任何的不耐烦,要耐心地去倾听;用心交流,眼睛要注视对方眼睛,视线不要游走不定,否则老年人会觉得不被关注,同性间可以摸着对方的手交谈。

7. 因人而异　沟通时要把每一位老年人视为独立的个体,有其特点与需要,除基本态度与技巧外,仍要顺应情况,做出适宜的行动和表示,才能和老年人建立良好的关系,达到所期望的效果;说话的速度要相对慢些,语调要适中,有些老人听力下降,则需加大音量,还要看对方表情和反应,判断对方的需要;交流时,用非语言方式或实物配合,使老人更易理解;与认知下降老人沟通时保持面对老年人,以利读唇及用眼睛交流。

8. 随机应变　有事谈得不如意或老年人情绪有变时,尽量不要劝说,先用手轻拍对方的手或肩膀表示安慰,稳定情绪,然后尽快转移话题;要选择老年人喜爱的话题,如家乡、亲人、年轻时的事、电视节目等,也可以先多说一下自己,让老年人信任后再展开别的话题。

9. 奖赏赞美　人都渴望自己被肯定,老年人就像小朋友一样,喜欢被表扬、夸奖,所以,要真诚、慷慨地多赞美老年人,老年人就会高兴,谈话的气氛就会活跃很多;当老年人表达不正确时,不可辩解、嘲笑或使其感到困窘。

在与老年人沟通时,应注意以下问题:

(1) 不要随便给老年人吃带去的东西:部分老年人的饮食有特殊要求,如糖尿病患者要摄入低糖饮食、肾病和高血压患者要控制盐等。

(2) 时刻留意老年人变化:如冷、热、咳、渴等,以便能及时做出处理。

(3) 注意老年人的安全:永远要将安全放在第一位,如小心地滑,要掌握正确扶法扶好老年人;老年人坐轮椅时,一定不能让轮椅移动导致坐空;推轮椅动作要缓慢,一定要让老年人的双手放在其大腿上,不要离开扶手的范围。

(4) 老年人记性多数不好:避免问"您还记得我吗?"而改说"我又来看您啦!",老人家觉得被重视了,会很高兴。

（5）不要嫌弃老年人：要把老年人当成自己的亲人一样对待，关怀备至。

（6）尊重老年人的习惯：不要动老年人房里的摆设和其他物品，只提醒老年人注意安全就可以了。

（7）要相互配合：护工、义工和医护人员之间的配合相当重要，团结就是力量。

（8）做好离房前的准备：离开房屋前要让老年人上厕所，多准备几张纸巾；在空调环境下和冬天，要给老年人多带一件外套，给坐轮椅的老年人带条小毛巾被等。

（二）沟通的方式

主要包括语言沟通和非语言沟通两种方式。

1. 语言沟通方式

（1）口头沟通：口头沟通对外向的老年人是抒发情感和维护社交互动的好途径，而书信沟通则适合内向的老年人。由于年龄渐增，参加社会活动减少，老年人的语言表达能力受到影响。最好的方法是为他们提供足够的社交和自我表达的机会，并予以正向鼓励。

（2）电话访问：利用电话访问可消除时空距离，有效追踪老年人的健康状况，甚至还可以进行健康咨询、心理沟通或给予诊断，利于为老年人提供持续性治疗。当电话访问的对象有听力障碍、失语症或定向力混乱时，需要特别耐心，并采用有效的方法。

（3）书面沟通：只要老年人识字，结合书写方式进行沟通能较好地克服老年人的记忆减退，并发挥提醒的功能，还可增加老年人的安全感并提高他们对健康教育的依从性。使用书面沟通要注意：① 使用与背景色对比度较高的大体字；② 对关键的词句应强调和重点说明；③ 用词应浅显易懂，尽可能使用非专业术语；④ 运用简明的图表或图片，解释必要的过程；⑤ 合理运用小标签，如在小卡片上写出每日该做的事，并且贴于常见的地方以防记错或遗忘。

2. 非语言沟通方式　非语言沟通对于有一定认知功能障碍而无法表达或理解谈话内容的老年人来讲极其重要。在深入探讨非语言沟通前必须明确：老年人可能较为依赖非语言交流，但并非意味着其心理认知状态也退回孩童阶段。所以，要避免不适宜的拍抚头部等让老年人感觉不适和难以接受的动作；要尊重与了解老年人的个性和文化传统背景，以免触怒老年人；注意观察何种沟通方式是老年人反应良好的特定方式，予以强化并多加运用。

（1）触摸：触摸可表达触摸者对老年人的关爱，而触摸他人或事物则可帮助老年人了解周围环境,肯定其存在价值。然而触摸并非万能,倘若使用不当,可能会使老年人焦躁或触怒老年人。因此,在护理中应注意:

① 尊重老年人的尊严与其社会文化背景:检查涉及老年人的隐私时,应事先得到老年人的允许,且应注意不同社会文化对触摸礼仪的理解不尽相同。

② 渐进地开始触摸,并持续观察老年人的反应:如从单手握到双手合握。在触摸过程中观察老年人面部表情和被触摸的部位是松弛(表示接受且舒适),还是紧绷(表示不舒适),身体姿势是退缩的向后靠还是接受的前倾,都可为下一步措施的选择提供依据。

③ 确定适宜的触摸位置:最易被接受的部位是手,其他适宜触摸的部位有手臂、背部与肩部,头部一般不宜触摸。

④ 确定老年人知道触摸者的存在方可触摸:老年人因为视力、听力渐进丧失,常容易被惊吓,所以应尽量选择从功能良好的一侧接触老年人,绝不要突然从背后或暗处给予触摸。

⑤ 注意保护老年人易损伤的皮肤:可适当涂抹乳液,尤其需要避免拉扯或摩擦。

⑥ 对老年人的触摸予以正确的反应:评估人员应学习适当接受老年人用抚摸我们的头发、手臂或脸颊的方式来表达谢意,不要一味地以老年人为触摸对象。

(2)身体姿势:每当言语无法清楚表达时,身体姿势能适时有效地辅助表达。与认知障碍的老年人沟通前,必须先让他知道我们的存在;口头表达时,要面对老年人,利于他读唇,并加上缓和、明显的肢体动作来有效地辅助表达;对于使用轮椅代步的老年人,注意不要俯身或利用轮椅支撑身体来进行沟通,而应适时坐或蹲在旁边,并维持双方眼睛处于同一水平,以利于平等地交流与沟通。同样,若老年人无法口头表达清楚,可鼓励他们用身体语言来表达再给予反馈,以利于双向沟通。日常生活中能有效强化沟通内容的身体姿势有挥手问好或再见;招手做动作;伸手指出物品所在地,伸手指自己或他人;模仿和加大动作以指出日常功能活动,如洗手、刷牙、梳头、喝水、吃饭;手臂放在老年人肘下,或让老年人的手轻勾评估者的手肘,协助其观察我们要他同行的方位等。

(3)其他方式:评估老年人时应耐心地倾听,保持表情平和、不紧绷、不皱眉;说话声音要略低沉平缓且带有热情,说话时倾身向前表示对老年人的话题有兴趣,但是小心不要让老年人有身体被侵犯的不适,可适时夸大面部表情以传达惊喜、欢乐、担心、关怀等情绪。另外,眼神的信息传递是脸部表情的精华所在,所以保持眼神的接触是非常重要的,尤其是认知障碍的老年人,往往因知觉缺损而难以了解所处情境,因此需提供简要的线索和保持眼神的接触,必要时正面接触老年人以吸引其注意力。

三、老年综合评估的原则

1. 通过 CGA 采集的信息可引起医师关注,但不能替代临床常规的病史采集和查体。

2. CGA 内容因患者所处的场所不同而异　在医院,入院时初步评估与急性医疗问题有关并受其影响,而当患者处于恢复期和做出院计划时,则需对其社会支持和居家环境进行评估;在养老院中则更关注老年人营养状态和生活自理能力;而对居家老年人,则评估老年综合征及其社会支持和环境,一些医疗性的评估则很难进行。

3. CGA 内容因患者健康和功能不同而异　对生活自理的患有共病、慢病的老年人,重点在于慢病管理,以预防因病致残,避免功能下降,延长生活自理时间;对 ADL 依赖的老年人,则需要评估功能、老年综合征、居家安全情况,进行积极康复治疗,尽可能提供其需要的帮助(如居家护理、家政或送餐服务等),尽可能维持或改善老年人残存的功能,避免其进一步下降;对生活不能自理的老年人,则需要重点评估其社会支持系统、长期护理需求以及居家养老的可行性,根据患者个体情况协助其确定照护目标、干预计划和养老场所等。

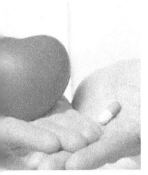

第三章

老年综合征的护理

学习目标

1. 了解跌倒、口腔干燥、吞咽障碍、视听障碍、尿便异常、多重用药、营养不良、老年疾病、肌少症、老年衰弱、老年人情感障碍的概念及危险因素。
2. 熟悉跌倒、口腔干燥、吞咽障碍、视听障碍、尿便异常、多重用药、营养不良、老年疼痛、肌少症、老年衰弱、老年人情感障碍的评估方法。
3. 掌握跌倒、口腔干燥、吞咽障碍、视听障碍、尿便异常、多重用药、营养不良、老年疼痛、肌少症、老年衰弱、老年人情感障碍的护理诊断及护理措施。
4. 培养风险意识及深耕专业情怀。

　　随着社会老龄化进程的不断加快，老年人健康问题的发生率不断上升。统计显示：有13％的老年人出现2种以上的日常生活能力下降，30％的居家老年人和50％的住院老年人有尿失禁，80％的老年人有营养不良，老年患者占有60％急诊量、49％住院日和长期照护床位。近年来，有学者引入"老年综合征"(geriatric syndrome)一词，用以描述老年人由于年老体衰、智能和感官以及运动功能障碍等出现的一系列健康问题症候群。积极实施老年人的健康管理与护理可有效预防老年人健康问题的发生，提高老年人的生命质量，降低医疗成本，节约医疗康复和护理费用。

　　"老年综合征"一词在老年医学领域的使用起源于1957年一篇刊发在《美国老年医学会杂志》(*Journal of*

the American Geriatrics Society）上的以"Geriatric Syndrome"为题目的论文。在老年医学中,老年综合征根据问题或症状出现的时期分可分为3个阶段,问题共有50余种,其定义尚未完全确立。Noue等提议将老年综合征定义为不能进行明确的疾病分类的,老年人共有的虚弱、跌倒、尿失禁、谵妄、头晕等健康问题症候群。国内有学者提出老年综合征是由多种疾病或多种原因造成的一组临床表现或问题症候群,包括跌倒、痴呆、尿失禁、谵妄、抑郁症、疼痛、失眠、药物乱用和帕金森综合征等。老年综合征严重影响老年人的身心健康,其相关护理内容已列入2005年美国危重症护理及危重症急救护理的核心课程。

第一节 跌 倒

一、跌倒概述

(一)定义

跌倒是一种不能自我控制的意外事件,指个体突发的、不自主的、非故意的体位改变,脚底以外的部位停留在地上、地板上或者更低的地方。国际疾病分类第十版(ICD-10)将跌倒分为两类:① 从一个平面至另一个平面的跌落;② 在同一平面上的跌倒。

(二)发生率

据调查显示,每年跌倒在65岁以上老年人中的发生率为30%,在80岁以上老年人中的发生率高达50%,养老院或医院中老年人跌倒的发生率是社区老年人的3倍或更高。1年前曾经发生过跌倒的老年人,再次跌倒的发生率高达60%。

跌倒居我国65岁以上老年人的意外伤害死因首位;在美国,跌倒导致的死亡中70%以上发生于65岁以上的老年人。

(三)危害

1. 骨折 长期卧床还可引起肺部或泌尿系统感染、深静脉血栓形成、衰弱、压力性损伤等并发症,导致伤残、失能和死亡。

2. 导致硬膜下血肿、严重的软组织损伤。

3. 跌倒后的恐惧心理可以降低老年人的活动能力,使其活动范围受限、生活质量下降。

(四)跌倒的危险因素

跌倒是由多种因素相互作用的结果,包括内在因素、外在因素,跌倒的可能性随着危险因素的增加而增加。

1. 内在危险因素　主要来源于患者本身的因素,通常不易察觉且不可逆转。

(1) 生理因素

① 中枢神经系统:老年人智力、肌力、肌张力、感觉、反应能力、反应时间、平衡能力、步态稳定性及协同运动能力降低,使跌倒的危险性增加。

② 感觉系统:老年人的视力、视觉分辨率、视觉的空间/深度觉及视敏度下降;老年性传导性听力损失、老年性耳聋甚至耳垢堆积影响听力,老年人很难听到有关跌倒危险的警告声音;老年人触觉下降,前庭功能和本体感觉退行性改变,导致老年人平衡能力降低,从而使跌倒的危险性增加。

③ 步态:步态的稳定性下降也是引发老年人跌倒的主要原因。老年人缓慢踱步行走,造成步幅变短,行走不连续,脚不能抬到一个合适的高度。

④ 骨骼肌肉系统:老年人骨骼、关节、韧带及肌肉的结构、功能损害和退变是引发跌倒的常见原因。老年人骨质疏松会使与跌倒相关的骨折,尤其是跌倒导致的骨折发生率增高。

(2) 病理因素

① 神经系统疾病:脑卒中、帕金森病、脊椎病、小脑疾病、前庭疾病、外周神经系统病变。

② 心血管疾病:直立性低血压、脑梗死、小血管缺血性病变等。

③ 影响视力的眼部疾病:白内障、偏盲、青光眼、黄斑变性。

④ 心理及认知因素:痴呆、抑郁症。

⑤ 其他:晕厥、眩晕、惊厥、偏瘫、足部疾病及足或脚趾的畸形等都会导致神经反射时间延长和步态紊乱;感染、肺炎及其他呼吸道疾病、血氧饱和度下降、贫血,以及电解质平衡紊乱会导致机体的稳定能力受损;老年人泌尿系统疾病或其他伴随尿频、尿急、尿失禁等症状的疾病常使老年人如厕次数增加或发生排尿性晕厥等使跌倒的危险增加。

(3) 药物因素:一些药物会影响人的意识、精神、视觉、步态、平衡等方面,容易引起跌倒。可能引起跌倒的药物有:

① 精神类药物:抗抑郁药、抗焦虑药、催眠药等;② 心血管药物:降压药物、利尿药、血管扩张药等;③ 其他:降糖药、非甾体类抗炎药、镇痛剂、多巴胺类药物、抗帕金森病药等。

(4) 心理因素:沮丧、抑郁、焦虑、情绪不佳及其导致的社会隔离均可使跌倒的危险增加。沮丧可能会削弱老年人的注意力,潜在的心理状态混乱也与沮丧相关,两者都会导致老年人对环境危险因素的感知和反应能力下降。另外,害怕跌倒也使老年人行为能力降低、活动受限,影响步态和平衡能力,使跌倒的危险增加。

2. 外在危险因素　与内在危险因素相比,外在危险因素更容易控制。

(1) 环境因素

① 室内环境因素:如昏暗的灯光,湿滑、不平坦的地面,障碍物,不合适的家具高度和摆放位置,楼梯台阶,卫生间没有扶栏、把手等都可能使跌倒的危险增加。

② 户外环境因素:台阶和人行道缺乏修缮、雨雪天气、拥挤等都可能引起老年人跌倒。

③ 个人环境:居住环境发生改变、不合适的穿着和行走辅助工具、家务劳动(如照顾小孩)等。

(2) 社会因素:老年人的教育和收入水平、卫生保健水平、享受社会服务和卫生服务的途径、室外环境的安全设计以及老年人是否独居、与社会的交往和联系程度等都会影响其跌倒的发生。

二、跌倒风险评估

(一)健康史

1. 一般资料　收集患者的年龄、性别及文化背景等基本信息。

2. 跌倒原因　评估跌倒的危险因素及原因,包括生理、病理、药物、心理、环境、社会等方面因素。

3. 既往史　评估老年人过去是否有跌倒史和最近一次跌倒的情况,有无恐惧跌倒的心理,既往疾病及其诊断、用药等是否与跌倒有关。

(二)跌倒的状况

1. 跌倒前机体状况及活动　跌倒前有无前驱症状(头晕、眩晕、失衡感、心悸等),跌倒时老年人正在做的事情,跌倒发生地点,是否发生在有危险的活动或运动中。

2. 跌倒现场状况　主要包括跌倒环境、跌倒性质、跌倒时着地部位、老年人能否独立站起、现场诊疗情况、可能的跌倒预后和疾病负担以及现场其他人员看到的跌倒相关情况等。

3. 跌倒后的身体状况　主要检查是否出现与跌倒相关的损伤。老年人跌倒后容易并发多种损伤,如软组织损伤、骨折等,故需要重点检查着地部位、受伤部位,并对老年人做全面细致的体格检查。详细检查外伤及骨折的严重程度,同时进行头部、胸腹部、四肢等全面检查;观察生命体征、意识状态、面容、姿势等;检查听觉、视觉、神经功能等。必要时需要询问老年人酒精摄入情况。

（三）辅助检查

根据需要做影像学及实验室检查,明确跌倒造成的损伤情况和引发跌倒现存或潜在的健康问题。

实验室检查包括:① 影像学检查,如 X 线、CT 等;② 诊断性穿刺等。

（四）心理-社会状况

除了了解老年人的一般心理和社会状况外,要特别关注有跌倒史的老年人有无跌倒后恐惧心理。有这种心理的老年人往往因害怕再次跌倒而减少活动和外出,导致活动能力降低、活动范围缩小、人际交往减少,既使再跌倒的危险增加,又会对老年人的身心产生负面影响,致使其生命质量下降。主要评估量表如下:

1. 国际版跌倒效能量表(falls efficacy scale-international, FES-I)　该量表主要测定老年人在不发生跌倒的情况下,对从事简单或复杂身体活动的担忧程度。该量表包含室内和室外身体活动 2 个方面,共包括 16 个条目。采用 1～4 级评分法,总分 16～64 分。测定的总得分越高,表明跌倒效能越强。

2. 特异性活动平衡自信量表(activities-specific balance confidence scale, ABC)　该量表是一份平衡自信调查问卷,共包括 16 个条目。16 个条目既包含日常生活中的基本任务,如在房间里散步、上下楼梯、扫地、在室内取物等,又有在社区中难度较大的任务,如一个人到拥挤的商场去、在室外冰面行走等。每个条目 0～100 分,共 11 个等级,每个条目得分对应不同程度的自信心。完成此量表约耗时 20 min。

（五）跌倒风险筛查和评估工具

跌倒风险的筛查和评估工具包括平衡与步态的评估(BOBATH 法、Berg 平衡量表、Tinetti 平衡与步态测试量表)及 Morse 跌倒风险评估量表(MFS)、托马斯风险评估量表(STRATIFY)、跌倒危险评估表(FRAT)、老年人跌倒风险评估表(FRASE)、社区老年人跌倒危险评估工具(ROP-Com)(详见本书第二章"老年综合评估")。

三、综合管理

（一）预防

1. 个人预防措施　老年人可以根据评估结果纠正不健康的生活方式和行为,规避或消除环境中的危险因素,防止跌倒的发生。具体的干预措施如下:

(1)增强防跌倒意识,加强防跌倒知识和技能学习。

（2）坚持参加规律的体育锻炼，以增强肌肉力量、柔韧性、协调性、平衡能力、步态稳定性和灵活性，从而减少跌倒的发生。适合老年人的运动包括太极拳、散步等。其中，太极拳是我国优秀的传统健身运动。研究发现，练习太极拳可以将跌倒的机会减少一半，它除了对人的呼吸系统、神经系统、心血管系统、骨骼系统等有良好作用外，还是老年人保持平衡能力最有效的锻炼方式之一。

（3）合理用药：按医嘱正确服药，不要随意乱用药，更要避免同时服用多种药物，并且尽可能减少用药的剂量，了解药物的副作用，观察用药后的反应；用药后动作宜缓慢，以预防跌倒的发生。

（4）选择适当的行走辅助设备：使用长度合适、顶部面积较大的拐杖。将拐杖、助行器及经常使用的物件等放在触手可及的位置。行走辅助设备类型见图3-1。

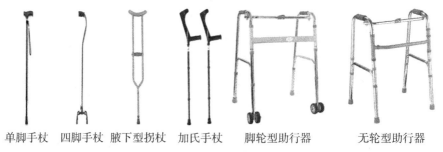

单脚手杖　四脚手杖　腋下型拐杖　加氏手杖　脚轮型助行器　　　无轮型助行器

图3-1　各种类型的行走辅助设备

（5）熟悉生活环境：熟悉道路、厕所、路灯的位置以及紧急时哪里可以获得帮助等。

（6）衣服要舒适，尽量穿合身、宽松的衣服。鞋子要合适。对老年人而言，鞋对保持躯体的稳定性有十分重要的作用。老年人应该尽量避免穿高跟鞋、拖鞋、鞋底过于柔软的鞋以及穿着时易于滑倒的鞋。

（7）调整生活方式：避免走过陡的楼梯或台阶，上下楼梯、如厕时尽可能使用扶手；转身、转头时动作一定要慢；走路保持步态平稳，尽量慢走，避免携带沉重物品；避免去人多及湿滑的地方；使用交通工具时，应等车辆停稳后再上下；放慢起身、下床的速度；避免睡前饮水过多以致夜间多次起床；晚上床旁尽量放置小便器；避免在他人看不到的地方独自活动。

（8）有视、听及其他感知障碍的老年人应佩戴视力补偿设备、助听器及其他补偿设备。

（9）防治骨质疏松：由于跌倒所致损伤中危害最大的是髋部骨折，尤其对于骨质疏松的老年人。因此,老年人要加强膳食营养,保持均衡饮食,适当补充维生素 D 和钙剂;绝经期老年女性必要时应进行激素替代治疗,增加骨骼强度,降低跌倒后的损伤严重程度。

(10) 将经常使用的东西放在不需要梯凳就很容易伸手拿到的位置。尽量不要在家里登高取物;如果必须使用梯凳(见图 3 - 2),可以使用有扶手的专门梯凳,千万不可将椅子作为梯凳使用。

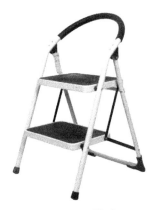

图 3 - 2 梯凳

2. 干预措施 全国调查显示,老年人的跌倒有一半以上是在家中发生的,因此家庭内部的干预非常重要。家庭环境的改善和家庭成员的良好护理可以很有效地减少老年人跌倒。

具体做法是:

(1) 家庭环境评估:需要考虑的因素如下:

① 地面是否平整? 地板的光滑度和软硬度是否合适? 地板垫子是否滑动?

② 入口及通道是否通畅? 台阶、门槛、地毯边缘是否安全?

③ 厕所及洗浴处是否合适? 有无扶手等借力设施?

④ 卧室有无夜间照明设施? 有无紧急时呼叫设施?

⑤ 厨房、餐厅及起居室设施是否安全?

⑥ 居室灯光是否合适?

⑦ 居室是否有安全隐患?

(2) 家庭成员预防老年人跌倒的干预措施:

① 居室环境:合理安排室内家具高度和位置,家具的摆放位置不要经常变动,日用品固定摆放在方便取放的位置,使老年人熟悉生活空间。

老年人的家居环境应坚持无障碍观念:移走可能影响老人活动的障碍

物；将常用的物品放在老年人方便取用的高度和位置；尽量设置无障碍空间，不使用有轮子的家具；尽量避免地面高低不平，去除室内的台阶和门槛；将室内所有小地毯拿走，或使用双面胶带防止小地毯滑动；尽量避免东西随处摆放，电线要收好或固定在角落，不要将杂物放在经常行走的通道上。

居室内地面设计应考虑防滑，保持地面平整、干燥，过道应安装扶手；选择好地板打蜡和拖地的时间，若拖地板须提醒老年人等干了再行走，地板打蜡最好选择在老年人出远门的时候。

卫生间是老年人活动最为频繁的场所，也是最容易受伤的地方，因此卫生间内的环境隐患需要受到特别关注。卫生间的地面应防滑，并且一定要保持干燥；由于许多老年人行动不便，起身、坐下、弯腰都比较困难，建议在卫生间内多安装扶手；卫生间最好使用坐厕而不使用蹲厕，马桶旁和浴缸旁应安装扶手(见图3-3，图3-4)；浴缸或淋浴室地板上应放置防滑橡胶垫。

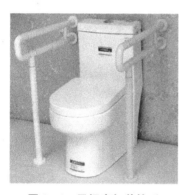
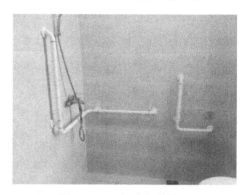

图3-3　马桶旁加装扶手　　　图3-4　浴缸旁加装扶手

老年人对于照明亮度的要求比年轻人要高2～3倍，因此应改善家中照明，使室内光线充足，这对于预防老年人跌倒也是很重要的。在过道、卫生间和厨房等容易跌倒的区域应特别安排局部照明，在老年人床边应放置容易伸手摸到的台灯(见图3-5)。

② 个人生活：为老人挑选适宜的衣物和合适的防滑鞋具；如家中养宠物，将宠物系上铃铛，以防老年人不注意时被宠物绊倒摔跤；没有自理能力的老人需要有专人照顾。

③ 起居活动：老年人如厕时要有人看护。

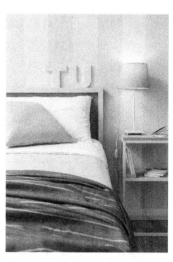

图3-5　老年人床旁放置台灯

④ 一般预防：帮助老年人选择必要的辅助工具。

⑤ 心理干预：从心理上多关心老年人，保持家庭和睦，给老年人创造和谐快乐的生活状态，避免使其有太大的情绪波动。帮助老年人消除跌倒恐惧症等心理障碍。

（3）居家环境改造应用举例

① 门及轮椅转动空间：使用手动轮椅，门宽应为 80 cm 以上；若使用电动轮椅，门宽最好大于 90 cm。不应设门槛，且门应朝外开。对于轮椅使用者，轮椅位占地面积不应小于 1.5 m×1.75 m。轮椅使用者家庭中物品的摆放要便于坐轮椅时拿取，前方物品摆放高度最高为 122 cm、最低为 38 cm；侧方物品摆放高度最高为 137 cm、最低为 23 cm。

② 坐便器与扶手：坐式马桶高度为 40～50 cm。马桶旁边安装扶手，地面应防滑；水平扶手高度以距地面 75 cm 为宜，马桶内侧应距墙壁 30 cm，长度以 50～60 cm 为宜；垂直扶手则应安装于厕所座位前 30 cm 处，高度为离地面 75 cm 左右。

（二）跌倒后处理

1. 老年人跌倒的现场处理　发现老年人跌倒，不要急于将其扶起，要视情况进行处理：

（1）跌倒老人意识清楚

① 询问其对跌倒过程是否有记忆。如不能记起跌倒过程，可能提示晕厥或脑血管意外，应立即护送老年人到医院诊治或拨打急救电话。

② 询问其是否有剧烈头痛，是否有口角歪斜、言语不利、手脚无力等提示脑卒中的情况，如有上述情况立即扶起老年人可能加重脑出血或脑缺血，使病情加重。应立即拨打急救电话。

③ 有外伤、出血，应立即止血、包扎并护送老年人到医院进一步处理。

④ 查看其有无肢体疼痛、畸形、关节异常、肢体位置异常等提示骨折情形，如无相关专业知识，不要随便搬动，以免加重病情。应立即拨打急救电话。

⑤ 查看其有无腰、背部疼痛，双腿活动或感觉异常及大小便失禁等提示腰椎损害情形，如无相关专业知识，不要随便搬动，以免加重病情。应立即拨打急救电话。

⑥ 如老年人试图自行站起，可协助老人缓慢起立，坐、卧休息并观察，确认无碍后方可离开。

⑦ 如需搬动老年人，应保证平稳，尽量使其平卧休息。

⑧ 发生跌倒均应在家庭成员/家庭保健员陪同下到医院诊治，查找跌倒危险因素，评估跌倒风险，制订防止措施及方案。

（2）跌倒老人意识不清，应立即拨打急救电话：

① 有外伤、出血，应立即止血、包扎。

② 有呕吐，将跌倒者头偏向一侧，并清理口、鼻腔呕吐物，保持其呼吸道通畅。

③ 有抽搐，将跌倒者移至平整软地面或在其身体下垫软物，防止碰、擦伤，必要时在其牙间垫较硬物，防止舌咬伤，不要硬掰跌倒者抽搐肢体，防止肌肉、骨骼损伤。

④ 如跌倒者呼吸、心跳停止，应立即进行胸外心脏按压、口对口人工呼吸等急救措施。

⑤ 如需搬动跌倒者，应保证平稳，使其尽量平卧。

2. 老年人自己如何起身？

（1）如果是背部先着地，应弯曲双腿，挪动臀部到放有毯子或垫子的椅子或床铺旁，然后使自己较舒适地平躺，盖好毯子，保持体温，如有可能要向他人寻求帮助。

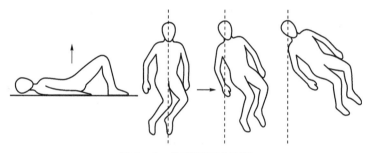

图 3-6　从地面挪动位置

（2）休息片刻，等体力准备充分后，尽力使自己向椅子方向翻转身体，使自己变成俯卧位。

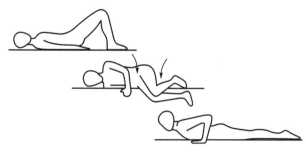

图 3-7　翻转身体成俯卧位

（3）双手支撑地面，抬起臀部，弯曲膝关节，然后尽力使自己面向椅子跪立，双手扶住椅面。

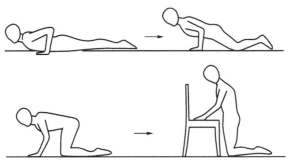

图 3 - 8　由俯卧位到跪立

（4）以椅子为支撑，尽力站起来。

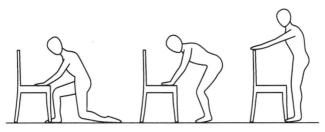

图 3 - 9　由跪立到站立

（5）休息片刻，部分恢复体力后，打电话寻求帮助——最重要的就是报告自己跌倒了。

3. 跌倒后的长期护理　大多数老年人跌倒后伴有不同程度的身体损伤，往往导致长期卧床。对于这类患者需要提供长期护理：

（1）根据患者的日常生活活动能力提供相应的基础护理，满足老年人日常生活需求。

（2）预防压力性损伤、肺部感染、尿路感染等并发症。

（3）指导并协助老年人进行相应的功能锻炼、康复训练等，预防失用性综合征的发生，促进老年人身心功能康复，回归健康生活。

4. 心理调适　重点针对跌倒后出现恐惧心理的老年人进行心理护理。帮助其分析产生恐惧的原因，探讨是因为虚弱/身体功能下降还是因为自己或身边的老年朋友有跌倒史，从而导致恐惧情绪产生，并共同制订针对性措施，以减轻或消除恐惧心理。

四、护理诊断

1. 有受伤的危险：与跌倒有关。

2. 急性疼痛：与跌倒后损伤有关。

3. 恐惧：与害怕再跌倒有关。

4. 移动能力障碍：与跌倒后损伤有关。

5. 如厕、自理缺陷：与跌倒后损伤有关。

6. 健康维护能力低下：与相关知识缺乏有关。

五、护理措施

1. 跌倒的紧急处理　老年人跌倒后，应将其就地置于平卧位，检查意识及生命体征。若跌倒老人意识清晰，询问其自觉症状，做出正确的判断。若情况严重，应立即拨打急救电话。当损伤不明时，切勿随意搬动老年人，以免加重病情。

2. 跌倒的预防

（1）评估老年人的活动能力：可根据 Morse 跌倒风险评估量表评估老人活动能力（见附表 6），通过打分找出易导致老年人跌倒的危险因素，提出预防措施，以便防护照顾。低度危险：0～24 分，采取一般措施；中度危险：25～45 分，采取标准防止跌倒措施；高度危险：>45 分，采取高危险防止跌倒措施。高危险防止跌倒措施除一般及标准措施外，还应包括以下措施：在床头卡上做明显标记；尽量将患者安置于距离护士站较近的病房；告知家属应有专人陪护患者；加强对患者夜间巡视；将两侧床栏抬起；必要时限制患者活动，适当约束。

（2）提高居住环境的安全性，为老年人提供安全、舒适的生活环境。居住环境应光线充足、适宜，地面平整、防滑，上下楼梯均安装扶手与防滑条，台阶高度设计合理，家具位置保持相对固定，及时清理环境中的障碍物。卫生间应设置坐便器，安装扶手，方便老人使用。

3. 运动训练　规律的运动锻炼可使跌倒发生率降低 10%。正确指导老年人进行平衡和步态训练、肌力训练，并根据其活动能力和个人兴趣选择适宜的运动，如散步、慢跑、太极拳、平衡操等。如老年人身体状况较好，可进行适量的户外运动。

4. 治疗原发病　积极治疗可导致跌倒的相关疾病，如控制高血压、癫痫、糖尿病、心脑血管病等，以防止、减少跌倒的发生。

5. 合理用药　避免给老年人服用易引起跌倒危险的药物，必须使用时，遵医嘱服药。镇静催眠药于睡前服用,服药后尽量减少活动,如有必要,需安排专人陪护。服降压药的老年人要注意监测血压变化,头晕、头痛加重时要及时到医院就诊。服用降糖药或注射胰岛素的老年人应注意血糖监测,以防低血糖反应。

6. 心理护理和健康指导　安慰、疏导老年人,减轻老年人对跌倒的恐惧感,鼓励老年人早期活动,防止"卧床休息综合征"的发生。

第二节　口腔干燥

一、口腔干燥概述

(一)定义

口腔干燥(xerostomia)是指老年人唾液腺的退行性变化、疾病及用药等引起唾液分泌减少而产生口干的状态。

(二)患病率和危害

口腔干燥在老年人中很常见,健康老年人中约有 40% 主诉口腔干燥,它是一种多因素的口腔症状。健康人每天唾液分泌量约为 100 ml,具有机械冲洗口腔、加强味觉、辅助发音、润滑食物及促进消化和保护口腔黏膜的作用。此外,唾液中存在可抑制微生物生长的多种蛋白质;唾液还能促进牙釉质再矿化。唾液分泌减少可引发明显的症状,并降低老年人生活质量。

(三)口腔干燥的原因

1. 局部因素

(1) 机体老化:腺体退行性改变,分泌功能减退。

(2) 药物因素:抗胆碱能药、抗组胺药、利尿药和治疗帕金森病的药物等能使唾液腺分泌减少,有研究表明老年人更易受药物不良反应的影响。

(3) 头颈部放射治疗:患者可因唾液腺组织受损而长期口腔干燥。

(4) 张口呼吸:患者多为鼻饲或吸氧的患者,唾液蒸发较快,引起口腔干燥。

2. 全身因素　绝经期女性自身免疫性疾病——干燥综合征侵犯唾液腺,可导致口腔干燥、干燥性角膜炎与风湿病(类风湿性关节炎等)三症。

3. 精神心理因素　害羞、焦虑、孤独等心理社会因素与口腔干燥的发生关系密切,口腔干燥多为精神症状躯体化表现形式。

二、口腔干燥评估

（一）健康史

1. 一般情况　患者年龄、性别、一般身体情况以及日常刷牙和义齿的护理方法、家族中有无干燥综合征患者等。

2. 口腔干燥的原因

3. 口腔干燥的状况

（1）患者主诉的口腔情况：询问老年人的口腔干燥严重程度，是否伴有干性食物吞咽功能低下，进食和说话时是否感到口腔和唇部干燥，是否有牙过敏、龋齿、口臭等问题。

（2）口腔检查情况：通过口腔检查了解唾液腺的状况，若腺口有脓液，常提示患急、慢性涎腺炎，应采集标本做细菌培养；严重者观察口唇和口腔黏膜溃疡、红斑或皱褶情况。

（二）辅助检查

根据患者情况选择辅助检查，如：① 逆行涎管造影以明确有无炎症或阻塞性病变；② CT 和 MR 可帮助检出唾液腺相关的炎症疾病、阻塞或肿瘤；③ 怀疑干燥综合征，需要进行唾液腺活检和泪腺功能检查等。

（三）心理-社会状况

有口腔干燥症状的老年人常伴有口臭，这使得他们往往不愿意走近他人进行日常的沟通与交流，这种情况长时间存在会使老年人产生孤独感和自卑感等负性情绪，需要及时评估其心理-社会状况。

三、护理诊断

1. 有感染的危险　与唾液分泌减少所致口腔自净能力下降、易产生口腔黏膜溃疡有关。

2. 营养失调：低于机体需要量　与唾液分泌减少所致的龋齿、牙列缺失、咀嚼、吞咽功能低下有关。

3. 社会交往障碍　与口腔干燥常伴有口臭而使老年人产生孤独感和自卑感等有关。

四、护理措施

（一）促进唾液分泌

1. 去除药物影响因素　某些镇静药、降压药、利尿药以及具有温补作用的中药等所致的唾液分泌减少而引起的口腔并发症，医师与药剂师应共同商量,减少药物剂量或更换其他药物。

2. 利用残存功能 如果唾液腺尚保留部分分泌功能,嘱咐老年人咀嚼无糖型口香糖、含青橄榄或无糖的糖果以刺激唾液分泌。症状明显者,可使用人工唾液,或含服由 10%甘油和蒸馏水配成的制剂。

(二)一般护理

1. 注意口腔清洁卫生 养成餐后漱口或使用牙线、早晚(尤其临睡前)正确刷牙的习惯。

2. 注意口腔保健 有口腔溃疡者,可经常用金银花、白菊花或乌梅甘草汤等代茶泡服或漱洗口腔;禁饮酒,酒精对口腔黏膜损伤较大,可加重症状而导致感染。

(三)心理调适

多与患者交流,告知其口腔干燥和口臭等改善的进程,消除其孤独感和自卑感等负性情绪,使患者树立信心,恢复社会交往。

(四)健康指导

1. 重视牙齿保健

(1)固齿保健:养成每日叩齿、按摩牙龈的习惯,以促进局部血液循环,增强牙周组织的功能和抵抗力,保持牙齿稳固,如每日晨起或入睡时上下牙齿轻轻对叩数十下能促进牙体和牙周组织血液循环。用坚实的手法压口唇角、中心顶部及底部以按摩牙龈,每日 2～3 次,每次 2～3 min。

(2)牙龈保健:正确选择和保管牙刷,正确刷牙,每年做 1～2 次牙科检查,及时治疗口腔疾病,修复缺损牙列,做 1～2 次洁齿治疗,促进牙龈健康;少食甜食,睡前不吃糖果、糕点。

(3)系统化口腔护理法:用含漱药液浸润口腔,棉签擦拭口腔黏膜 1 min;用舌刷从舌的后方往前面擦拭 10 次(约 5 min);用圆形牙刷清洁牙面,必要时对口腔黏膜进行清洁(25 min);自己用含漱药液漱口(1 min)。通过进行系统的口腔护理,可减轻口臭、牙龈出血、肿胀,促进食欲。

2. 饮食调理

(1)多食用滋阴、清热、生津的食物和水果,如豆豉、丝瓜、芹菜、马兰头、黄花菜、枸杞头、淡菜、甲鱼;水果可选择甘寒生津的西瓜、甜橙、梨等。

(2)忌食辛辣、香燥、温热食品,如酒、茶、咖啡、油炸食物、羊肉、狗肉、鹿肉,以及姜、蒜、辣椒、胡椒、花椒、茴香等。

3. 义齿的保护 佩戴义齿者,口腔干燥极易出现压痛、固位不良等各种

症状。同时,白色念珠菌感染可加重不适。通过使用义齿软衬剂,可有效缓解症状。此外,佩戴义齿还应注意:

(1) 佩戴义齿前应用软毛牙刷刷口腔,主要是牙、口腔上壁与舌头处。

(2) 佩戴义齿时动作轻柔,避免损伤牙周组织。

(3) 睡前应该摘下义齿并将其放置于盛有清水的固定盒子中,但不要用热水或酒精浸泡,以免加速义齿的变形或老化。

(4) 尽量不吃生硬食物,尽量少吃软糖等黏性食物,防止义齿损坏。

(5) 每年定期复查 1 次,如果是全口义齿,佩戴时间超过 3～5 年后需要进行全面的检查和修理。

第三节 吞咽障碍

一、吞咽障碍概述

(一) 定义

吞咽是最繁杂的躯体反射之一,成年人每天平均进行的有效吞咽约600 余次。吞咽障碍(dysphagia)又称吞咽功能低下、吞咽异常或者吞咽紊乱,是指食物或液体从口腔到胃的运送过程发生障碍,常有咽部、胸骨后或食管部位的梗阻停滞感觉,是临床常见老年综合征之一。

(二) 发病率和危害

研究发现,在老年住院患者中吞咽障碍的发生率为 30%～55%,需要长期照护的患者中吞咽障碍的发生率高达 59%～66%。

吞咽活动分为口腔准备期、口腔期、咽期、食管期四个时期,任何一个阶段发生障碍都会导致吞咽运动受阻,发生进食困难。吞咽障碍可引起营养不良、脱水、吸入性肺炎、窒息,甚至死亡。美国每年因吞咽障碍致死者超过 1 万人,加上其相关并发症导致的死亡人数,达 6 万人,其中多数为老年人,严重影响老年人健康。

(三) 吞咽障碍的相关因素

吞咽反射是人类最复杂的反射之一,涉及三叉神经、面神经、舌咽神经、迷走神经、副神经及舌下神经 6 对脑神经,咀嚼肌群、舌骨上下肌群、面部肌肉和舌肌等肌肉。吞咽障碍的影响因素较为复杂。

1. 衰老 研究发现,随着年龄的增加,吞咽障碍的发生率也增加。老年人患牙病或者牙齿残缺,使咀嚼能力大大下降,吃大块食物不易嚼碎;由于年龄和疾病的影响,老年人张口反射下降,咽喉部感觉减退,咳嗽反射减弱,胃肠蠕动减弱,体位调节能力丧失且抵御咽喉部分泌物及胃内容物反流入呼吸道的能力下降,因而出现吞咽功能失调;老年人头颈部的灵活性也相对下降。这些变化可能会引起患者出现吞咽障碍的症状。

2. 疾病　老年患者吞咽相关肌肉及神经病变容易引起吞咽障碍,使老年患者发生吞咽障碍的常见疾病主要包括以下三类:

(1)神经系统疾病:脑卒中、帕金森病和阿尔茨海默病等神经系统病,损伤神经传导的病变如急性感染性神经炎等都是引起吞咽障碍的危险因素。

(2)梗阻性病变:咽、喉、食管腔内的炎性肿胀、瘢痕性狭窄,口腔、咽、喉、食管肿瘤以及食管腔周围肿块等的压迫,都可能影响吞咽功能。此类疾病导致的吞咽障碍也称为器质性吞咽功能障碍。

(3)其他慢性疾病:类风湿性疾病如硬皮病、干燥病等也可能因为内脏器官硬化及萎缩、唾液分泌减少等影响吞咽功能。如糖尿病、慢性阻塞性肺疾病、慢性呼吸衰竭、心衰等,可能与上述病变联合影响机体自身储备,促进衰老,使体位不易保持、呼吸急促、吞咽期会厌闭合时间缩短等,导致患者容易发生口腔吞咽障碍。

3. 治疗措施　老年人通常患有一种或多种慢性病,在治疗中药物副作用、侵入性操作等均可导致老年人吞咽障碍。

(1)药物副作用:镇静安眠药物等精神药物抑制中枢神经系统,影响口腔吞咽协调;抗组胺药、抗胆碱能药等有可能通过影响口腔唾液分泌而影响吞咽功能。

(2)侵入措施:气管切开、气管插管、头颈部手术及头颈部放疗也可能使患者吞咽障碍的发生率增高。如喉全部切除术、甲状腺手术等,可导致喉返神经麻痹、吞咽和咳嗽反射减弱,或喉内肌瘫痪,影响吞咽功能。

(3)进餐体位:进食姿势不正确,如平卧位进食、进食后平卧位也可能影响吞咽。

二、吞咽障碍评估

(一)健康史

1. 一般资料　收集患者的年龄、性别及文化背景等基本信息。

2. 口腔功能评估　仔细观察口部开合、口唇闭锁、舌运动、有无流涎、软腭上抬、吞咽反射、呕吐反射、牙齿状态、构音、发声(如开鼻声提示软腭麻痹,湿性嘶哑提示声带上部有唾液等残留)、口腔内知觉、味觉等,同时了解口腔卫生保健情况等。

3. 吞咽障碍的相关因素

4. 吞咽功能评估

(1) 评估对象:入院后所有老年患者进食或进饮之前应进行吞咽功能低下筛选,特别是高龄、认知障碍或神经系统疾病患者,日常生活活动能力(ADL)下降者,口腔干燥者,正在接受治疗(如药物、抗癌疗法)导致口腔干燥、肿胀者,有慢性病(如糖尿病、干燥综合征等)影响口腔或牙齿者等。

(2) 吞咽障碍筛选与评估

① 基本筛选:观察患者意识的水平,控制姿势的能力,能否取坐位 15 min;观察患者口腔卫生,口腔及分泌物控制力。

② 吞咽试验:患者能参与并且配合直立位置(坐位)吞咽,评估可先采用唾液吞咽试验,再进行洼田饮水试验或者标准床旁吞咽功能评估。

a. 反复唾液吞咽试验。患者取端坐位,检查者将手指放在患者的喉结及舌骨处,让其快速反复吞咽,感受舌骨随吞咽的运动。观察在 30 s 内患者吞咽的次数和喉上提的幅度,30 s 内吞咽少于 3 次确认为吞咽功能异常。

b. 洼田饮水试验。让患者端坐,喝下 30 ml 温开水,观察所需时间及呛咳情况。评价如下:1 级,5 s 内能顺利地 1 次将水咽下;2 级,5 s 内分 2 次以上将水咽下而无呛咳;3 级,5 s 内 1 次将水咽下,但有呛咳;4 级,5~10 s 内分 2 次以上将水咽下但有呛咳;5 级,10 s 内不能将水全部咽下并频繁呛咳。1 级为正常,2 级为可疑异常,3~5 级为异常。注意事项:专人负责;做饮水试验时不要告诉患者,以免患者紧张,影响试验分级;测试者给患者喂水或令其家属喂水时,剂量要准确,并根据患者平时呛咳的情况决定喝水的方法,以免给患者造成不适。

c. 标准吞咽功能评估。分为 3 步。首先对患者进行初步评价:无异常且能正常饮水即初步评估正常。若初步评估正常,再进行第二步:饮一匙水(量约 5 ml),重复 3 次。若在此步骤中,3 次吞咽中有 2 次正常或 3 次完全正常,则进行第三步:饮一杯水(量约 60 ml),根据患者饮水的情况推断是否存在误咽。任何一个步骤不能完成就判断为阳性,完成试验者如果有饮水时呛咳或饮水后声音变化可视为吞咽障碍。分值范围为 18~46 分,评分越高,吞咽障碍越明显,临床使用灵敏度、特异度分别为 50%~97%、80%~90%。

d. 其他吞咽功能。患者入院后对其进行的首次进食评估、吞咽饼干试验、吞糊试验为进食试验。必要时由影像学医师进行视频内窥镜吞咽检查、改良吞钡检查。此外,可使用一些辅助方法如颈部听诊法和血氧定量法等。

5. 摄食过程评估

(1) 先行期:评估意识状态、有无高级脑功能障碍影响食速、食欲。

(2) 准备期:评估开口、闭唇、摄食、食物从口中撒落、舌部运动(前后、上下、左右、转用运动等)、进食方式变化。

(3) 口腔期:评估吞送过程(量、方式、所需时间)、口腔内残留情况。

(4) 咽部期:评估喉部运动、噎食、咽部不适感、咽部残留感、声音变化、痰量有无增加。

(5) 食管期:评估胸口憋闷、吞入食物逆流。此外,有必要留意食物内容、吞咽困难的食物性状、进食所需时间、一次摄食量、进食体位、残留物去除方法的有效性、疲劳、环境、帮助方法、帮助者的问题等。

6. 进餐习惯评估 评估有无不良进食习惯:如进食过快、食物过硬或过黏、边进食边说话、饮酒过量、精神疲惫等。评估老年人日常生活能力,特别是进食是否需要监督、协助,甚至完全依赖。按照进食自理能力提供不同帮助,必要时鼓励患者及其家人记录进餐日记。

7. 营养风险评估 可以使用简易营养筛查量表进行评估。应在最初48 h内进行,并在患者恢复期间定期进行重新评估。另外还可以用体重指数(BMI)进行评估,并对独立进食能力、食欲、身体状况、精神状态及食品消费进行记录并评估。此外,还可根据患者具体情况监测生化指标(如白蛋白、前白蛋白、水电解质、葡萄糖代谢等)。

8. 其他功能状态 注意有无体力、呼吸状态、疾病稳定性、脱水、营养等方面的问题,确认患者是否处于适合摄食的状态;确认患者的意识水平是否可进行清醒进食,是否随着时间发生变化;观察患者语言、认知、行为、注意力、记忆力、情感、智力水平等高级脑功能有无问题。并了解患者有无脑损伤、肿瘤、重症肌无力等基础疾病及其发展阶段,可作为选择不同康复手段的参考依据。

9. 评估并监测 评估吸入性肺炎的体征并监测患者有无发热或寒战、呼吸急促、心跳加快、咳嗽、痰量增多或颜色变黄、低氧血症,是否主诉气促、呼吸困难,并观察患者有无谵妄或意识状态改变,及时发现吸入性肺炎相关症状和体征。

(二)吞咽障碍的状况

由于吞咽障碍导致噎呛的患者常被误认为心绞痛发作而延误最佳抢救时机,所以一定要正确评估、及时判断。噎呛的临床表现大致分为三个时期。

1. 早期表现　进食时突然不能说话、欲说无声,大量食物积存于口腔、咽喉前部,患者面部涨红,并有呛咳反射;如果食物吸入气管,患者感到极度不适,大部分患者常不由自主地一手呈"V"字状紧贴于颈前喉部,并用手指口腔,呼吸困难,甚至出现窒息的痛苦表情。

2. 中期表现　食物堵塞咽喉部或呛入气管,患者出现胸闷、窒息感,食物吐不出,两手乱抓、两眼发直。

3. 晚期表现　患者出现满头大汗、面色苍白、口唇发绀、突然猝倒、意识模糊、烦躁不安,则提示食物已误入气管,不及时解除梗阻可出现大小便失禁、鼻出血、抽搐、昏迷,甚至呼吸心跳骤停。

（三）辅助检查

主要是为正确评价吞咽功能,以了解是否有噎呛可能及噎呛发生时期。可采用吞咽造影、内镜、超声波、吞咽压检查等手段动态观察。

（四）心理-社会状况

由于噎呛的结果常常危及老年人的生命,患者及其家属在知识不足的情况下往往容易产生焦虑和恐惧的心理,所以,要特别评估患者及其家属是否已出现焦虑和恐惧的心理问题。

三、护理诊断

1. 吞咽障碍　与老化、进食过快、食物过硬或过黏、疾病原因(如脑梗死、痴呆、谵妄)等有关。

2. 有窒息的危险　与摄食-吞咽功能减弱有关。

3. 有急性意识障碍的危险　与吞咽功能障碍有关。

4. 焦虑　与担心窒息紧张有关。

5. 恐惧　与担心窒息害怕有关。

四、护理措施

（一）预防

1. 改变饮食和使用补偿技术

（1）饮食控制:根据老人的吞咽状况,指导患者选择或者为患者选择合适的软食、半流质、流质。不同质地食物应精美可口,并且应有多种食物可以供患者选择。

（2）补偿技术:姿势和动作改变,比如吞咽的时候提示和鼓励患者吞下,嘴巴闭合和身体前倾、头部向前等。

（3）其他:可行的话尽量保持直立体位或前倾15°;若口水过多,使用口水防护服、围裙,必要时抽吸过多口水;进食后 30 min 减少痰液的抽吸;内科医生、口腔科医生、药剂师共同讨论用药情况。

2. 进食护理 高危噎呛或者有误吸风险的患者必须进行吞咽功能评估,由言语治疗师、医生给予进食医嘱,患者才能够开始经口摄食;与护理人员核对言语治疗师建议的食物/液体种类(软食、流质饮食、普通饮食)、食物稠度等级,作为安全吞咽计划的组成部分。

(1)进食环境准备

① 餐厅或病房:鼓励老年人在餐厅进食以增加进食量,提供个性化餐厅服务;进餐时尽量停止不必要的治疗或其他活动。

② 餐具:使用适当餐具(例如,大小形状适宜的瓷器、杯碟、筷子、勺子等),不使用一次性餐具,必要时用围兜(围裙)。

③ 家具:老年人应坐在稳定的扶手椅上,坐在轮椅上或在床上进餐的患者餐桌高度应适当调整。

④ 环境:保持安静,尽量将电视的声音调至最小,同时鼓励老人和照顾者之间适当交流。

⑤ 其他:如首选使患者愉快的音乐;光线应适当,以患者无眩光产生为标准,避免光线过暗或过亮;使用颜色对比来帮助老年人适应视力下降的过程;食物的气味能诱发食欲,可将餐厅设置在近备餐区处,以刺激食欲;确保设备齐全、清洁,照顾者和(或)老人能够熟悉使用。

(2)食物选择:避免食用有刺、干硬、容易引起噎呛的食物;避免食用黏性较强的食物,如糯米类食物;避免食物过冷或过热;少食辛辣、刺激的食物;不可过量饮酒;对偶有呛咳的患者,合理调整饮食搭配,食物尽量达到细、碎、软的要求。

(3)体位管理:尽量保持直立体位或前倾 15°。患者应坐在椅子上进食,如果其需要协助,可以使用枕头、坐垫等协助其保持端坐位。如果患者被限制在床上,在整个进食(食物、液体、药物)期间至少抬高床头 60°,而且进食后至少 20 min 后才能放低床头。如果患者实在无法保持头部抬高 60°及以上的体位,护理人员协助患者经口进食。

(4)进餐观察:进餐时观察患者的食量、进食速度及体位,有意控制食量和进食速度。进餐时不要与患者交谈或催促其进食。患者发生呛咳时宜暂停进食,发生严重呛咳时须停止进食。发现患者进食过程中突然不能说话、欲说无声、剧烈呛咳、面色青紫、呼吸困难等现象,应及时清理其呼吸道,保持呼吸道通畅,就地抢救。

（5）进食注意事项

① 注意力集中：老年人进餐时应注意力集中，不宜谈论令人不愉快的事情，情绪不稳定时不宜进餐。

② 进食量及速度适宜：避免一次进食过多，应少食多餐、细嚼慢咽；对于进食慢的患者，配餐员可将餐盘留下，不强调在规定的时间内收回。

③ 鼓励自己进食：对于能够自主进食的老年患者，护理人员应用多种方法鼓励自己进食，而不是帮助他们进食以减少进食时间。

④ 进餐时段巡视：跨学科团队应从不同方面检查进餐的过程、进餐的服务、进餐环境和老年人个人喜好。

⑤ 协助喂食的方法：对于自己进食困难、医嘱能够经口进食的老年患者，需要进行喂食。

（二）应急处理

1. 清醒状态下误吸异物堵塞呼吸道的急救　通常采用海姆立克手法（Heimlich maneuver）急救，步骤如下：

（1）护士帮助患者站立并站在患者背后，用双手臂由患者腋下环绕其腰部。

（2）一手握拳，将拳头的拇指一侧放在患者的胸廓下段与脐上的腹部。

（3）用另一手抓住拳头，肘部张开，用快速向上的冲击力挤压患者腹部。

（4）反复重复第（3）步，直至异物吐出。

2. 无意识状态下误吸异物堵塞呼吸道的急救　将患者置平卧位，肩下方垫高，颈部伸直，摸清环状软骨下缘和环状软骨上缘的中间部位即环甲韧带（在喉结下），稳、准地于气管内刺入一个粗（12～18 号）针头，以暂时缓解缺氧状况，争取时间进行抢救，必要时配合医师行气管切开术。

（三）吞咽困难的治疗

1. 生物反馈　根据吞咽功能障碍的性质、患者治疗愿望和认知状态评估选择合适的对象进行生物反馈治疗。

2. 吞咽康复训练　包括三个方面：基础训练、摄食训练、经口进食。

（1）基础训练

① 口腔周围肌肉训练：包括口唇闭锁训练、下颌开合训练、舌部运动训练等。

② 颈部放松：前后左右放松颈部，或颈部左右旋转、提肩沉肩。

③ 寒冷刺激法：吞咽反射减弱或消失时，用冰冻的棉棒轻轻刺激软腭、腭

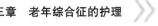

弓、舌根及咽后壁,可提高软腭和咽部的敏感度,使吞咽反射容易发生。

④ 流涎对策:用冰块按摩颈部及面部皮肤直至皮肤稍稍发红,可降低肌张力,减少流涎。每日 3 次,每次 10 min。

⑤ 咳嗽训练:有强化咳嗽、促进喉部闭锁的效果,可防止误咽。

⑥ 屏气吞咽:用鼻深吸一口气,然后完全屏住呼吸,空吞咽,吞咽后立即咳嗽。有利于令声门闭锁,使食块难以进入气道,并有利于食块从气道排出。

(2) 摄食训练:在基础训练后开始摄食训练。

① 体位:让老年人取躯干屈曲 30°仰卧位,头部前屈,用枕垫起偏瘫侧肩部。这种体位食物不易从口中漏出,有利于食块运送到舌根,可以减少向鼻腔逆流及误咽的危险。确认能安全吞咽后,可抬高头部。

② 食物形态:食物形态应本着先易后难原则来选择,容易吞咽的食物特征为密度均一,有适当的黏性,不易松散,容易变形,不易在黏膜上残留。

③ 每次摄食一口量:正常人一口量为 20 ml 左右。一口量过多,食物会从口中漏出或引起咽部食物残留导致误咽;一口量过少,则会刺激强度不够,难以诱发吞咽反射。一般先从少量(3～4 ml)逐渐增加到一汤匙。指导老年人以合适的速度摄食、咀嚼和吞咽。

④ 指导患者吞咽的意识化:引导老年人有意识地进行过去习以为常的摄食、咀嚼、吞咽等一系列动作,防止噎呛和误咽。

⑤ 咽部残留食块去除训练:包括空吞咽、数次吞咽训练、交替吞咽训练等。

(3) 经口进食:吞咽困难老年人经口进食时,康复训练包括间接训练、直接训练、代偿性训练等。

① 间接训练:包括口唇运动,颊肌、喉部运动,舌部运动,冰刺激,呼吸道保护手法。

② 间接训练:包括调整进食体位、食物形态、食团入口位置、一口量。

③ 代偿性训练:代偿性训练是进行吞咽时采用的姿势与方法,一般是通过改变食物通过的路径和采用特定的吞咽方法使吞咽变得安全。

侧方吞咽:让老年人分别左、右侧转头,做侧方吞咽,去除梨状隐窝部的残留食物。

空吞咽与交替吞咽:每次进食后,反复做几次空吞咽,然后再进食。也可以吞咽后饮用极少量(1～2 ml)的水,这样既有利于刺激诱发吞咽反射,又能达到去除咽部残留食物的目的,称为交替吞咽。

用力吞咽:让老年人将舌用力向后移动,帮助食物通过咽腔,以增大口腔吞咽压,减少食物残留。

点头样吞咽:吞咽时颈部尽量前屈,似点头,同时做空吞咽动作,可去除会厌谷残留的食物。

低头吞咽:吞咽时颈部尽量前屈,使会厌谷的空间扩大,并让会厌向后移位,避免失误溢漏入喉前庭,更有利于保护气道;收窄气管入口;咽后壁后移,使食物尽量离开气管入口处。没有任何单一的策略适用于所有吞咽障碍老年人,需要根据老年人评估情况选择个体化的干预措施。强调多学科团队管理老年人饮食安全与营养,减少吞咽障碍及其并发症的发生。

3. 营养干预

(1)口服营养补充剂:营养筛查出有营养不良和营养不良风险的老人,应由营养师指导并且给予口服营养补充处方。

(2)静脉补充营养:评估完全不能、部分不能经口进食者,选择适当营养、液体补充方式。

(3)管饲:患者不能吞咽,对液体和食物有噎呛,可以通过鼻胃管、经皮内镜下胃造口术供给营养,并可推荐给长期(>4周)肠内管饲的患者使用。

(四)临床管理

吞咽障碍患者有误吸与噎呛的高度风险,护士应及时与患者及家属沟通,做好护理记录。患者床旁应有相应标识(如"防误吸与噎呛"),加强交班,做好防噎呛的知识宣教。此外,根据病情,必要时可采用鼻饲法或经皮内镜下胃造口术供给营养。

(五)心理调适

引导患者接受吞咽障碍导致进食困难的现实,并告知患者可以通过有效的预防措施来防止误吸与噎呛发生等,减轻或消除患者焦虑、恐惧心理。误吸与噎呛发生后,应及时稳定患者情绪,安慰患者,以缓解其紧张情绪。

(六)健康指导

健康指导对象应包括患者及其照顾者。

1. 现场应急指导

(1)当患者出现呛咳时,立即协助其低头弯腰,身体前倾,下颌朝向前胸。

(2)食物残渣堵在咽喉部危及呼吸时,患者应再次低头弯腰,喂食者可在其肩胛下缘快速连续拍击,使残渣排出。如果仍然不能排出,取头低足高侧卧位,以利体位引流;用筷子或用光滑薄木板等撬开患者口腔,放置于上下齿之间,或用手巾卷个小卷撑开口腔,清理口腔、鼻腔、喉部的分泌物和异物,以保持呼吸道通畅。在第一时间尽可能自行去除堵塞气道异物,同时应尽早呼叫医务人员抢救。

2. 教会患者及照顾者自救方法和步骤　见海姆立克手法。

3. 吞咽功能锻炼指导

(1) 面部肌肉锻炼:包括皱眉、鼓腮、露齿、吹哨、龇牙、张口、咂唇等。

(2) 舌肌运动锻炼:伸舌,使舌尖在口腔内左右用力顶两颊部,并沿口腔前庭沟做环转运动。

(3) 软腭的训练:张口后用压舌板压舌,用冰棉签于软腭上快速摩擦,以刺激软腭,嘱患者发"啊、喔"声音,使软腭上抬,利于吞咽。

通过上述方法促进吞咽功能康复或延缓吞咽功能恶化,预防噎呛再发生。

第四节　视听障碍

一、视听障碍概述

(一) 定义

视力障碍指先天或后天原因导致视觉器官(眼球视觉神经、大脑视觉中心)的构造或功能发生部分或全部的障碍。出现突然或逐渐视力下降,看远不清楚(近视眼)或看近不清楚(远视或老花眼),视物变形(黄斑疾病)、变小、变色,夜盲,复视,视野缺损,眼前固定或飘动的黑影等。

听力障碍(dysaudia)是指听觉系统中的传音、感音以及对声音综合分析的各级神经中枢发生器质性或功能性异常,而导致听力出现不同程度的减退,又称耳聋(deafness)。只有听力严重减退才称为聋,其表现为老年人双耳均不能听到任何言语。而听力损失未达到此严重程度者则称为听力减退(hearing loss)。

老年性耳聋(elderly presbycusis)是指随着年龄的增长,双耳听力进行性下降,高频音的听觉困难和语言分辨能力差的感应性耳聋。

(二) 患病率和危害

根据我国 2010 年全国人口普查结果,50 岁以上人口占国家总人口的 28.3%。这一人群中视力障碍的患病率达到了 10%,盲的患病率为 23%。

听力减退与增龄相关。到 60 岁左右,大约有 30% 的人会对高频的尖细声音产生听力困难;到 80 岁左右,50%~70% 的人高频听力损失达到 50~

70 dB。通常在 65～75 岁老年人中,听力减退发病率可高达 60％。

视听障碍对生活质量、认知能力、情感、社会行为以及交往能力均会产生不良影响。它不仅直接导致老年人不同程度的交流障碍,而且会使老年人孤立于社会之外,进一步造成焦虑、抑郁、认知障碍,还可能使老年痴呆发病的风险显著增加,影响老年人的正常生活,已经成为严重的社会问题。此外,视听障碍对老年人的家庭、子女、社会生活都有不同程度的影响。

(三)危险因素

1. 社会人口学特征　视听障碍的患病率随着年龄增长而增高,视力损害的患病率女性高于男性。

2. 遗传因素　视力障碍有一定的遗传倾向。

3. 疾病因素　视觉和听觉器官的疾病,如:颅脑外伤、脑震荡、脑肿瘤等造成的器质性病变,高血压、高血脂、糖尿病、动脉硬化引起的供血不足、氧交换下降、代谢障碍。

4. 生活方式　青年时期眼球处于生长发育阶段,调节能力强,长时间过度用眼等会引发眼疾,吸烟会导致小血管痉挛等。

5. 其他　短期或长期的情绪压力,长期生活在噪声环境之下,使用耳毒性药物和化学试剂等。

二、视听障碍评估

(一)健康史

评估老年人的一般情况,如年龄、性别、经济状况、职业、生活方式、饮食习惯等,判断是否存在引起老年人视力和听力障碍的危险因素,了解老年人的疾病史、有无多重用药、家族史等。

(二)临床表现

1. 视力障碍

(1)老年黄斑变性:早期多数无明显视力改变;中期出现视力下降、视物变形、中央黑点等症状;晚期视网膜出血、视网膜新生血管形成、视网膜渗出等,视力急剧下降。

(2)老年白内障:多为双眼发病,一般是双眼先后发病,主要表现为进行性、无痛性视力减退。主要症状是视力减退和视物模糊,并出现逐渐加重的视力下降问题;阅读或看电视时眼睛很容易出现疲劳,而且视野中的物体出现变形或扭曲的情况;看到的物体可能会有眩光感或视物呈双影,这种情况尤其在白天更明显,最后会导致视力逐渐减退,甚至失明。

（3）远视（老花眼）：主要症状是近视力减退,远视力不受影响。初期感到阅读小字困难,不自主将目标放远。看近时眼疲劳且有胀感、头痛、视物模糊。这是因为看近目标时需增加调节,而睫状肌过度收缩及过度集合。随着年龄增长,近点远移。

（4）青光眼：临床表现复杂,随其类型和分期而有所不同。可无症状,随疾病进展出现不同程度的眼痛、视力减退、视野缺损、眼球充血、头疼头晕、恶心、呕吐等。

（5）糖尿病视网膜病变：临床表现有视物模糊、视力下降、失明等。

2. 听力障碍

（1）听力下降：60岁以上出现原因不明的双侧对称性听力缓慢下降。

（2）音素衰减现象：能听到说话的声音,但内容领会有误,听人说话喜慢怕快,喜安静、怕嘈杂。

（3）听觉重振现象：低音听不见,高音又感觉刺耳难受,语言辨别力低下。

（4）头昏、耳鸣：耳鸣为高频性,开始为间歇性,在夜深人静时出现,以后逐渐发展成持续性,白天也可听见,使老年人的睡眠受到严重影响。耳鸣常始于30～40岁,其出现率随年龄增长而渐增,60～70岁时达到顶点,此后即迅速下降。

（三）筛查及评估

1. 视力评估　视力主要反映黄斑区的视功能。可分为远、近视力,后者为阅读视力。检查视力需两眼分别进行,遮盖一眼时不要压迫眼球,视力表须有充足的光线照明。国际标准视力表远视力检查初始距离为5 m,近视力检查初始距离为30 cm。视力好坏直接影响人的工作及生活能力。临床上视力≥1.0为正常视力,1.0>视力≥0.3为轻度视力损伤,0.3>视力≥0.1为中度视力损伤,0.1>视力≥0.05为重度视力损伤,0.05>视力为盲。

2. 听力评估

（1）中耳及外耳道检查：首先做耳道检查以排除因耵聍阻塞耳道而引起的听力下降,检查鼓膜是否完好。

（2）听力检查：询问老年人双侧耳朵听觉是否一致,如有差异则先对听力较好的耳朵进行测试。测试者先用耳塞塞住老年人听力较差侧耳朵,站在离老年人约50 cm处对另一侧耳朵小声说两音节的数字,让老年人复述。测试者的声音强度可由柔软的耳语增强到柔软中等、大声的发音,但测试者的脸不能面对老年人的眼睛。

（3）辅助检查：听力学测试采用纯音听力检查,通过测得的听力图了解老年人的听力损伤情况。目前国内外普遍采用的耳聋分级标准为:26~40 dB 为轻度聋,41~55 dB 为中度聋,56~70 dB 为中重度聋,71~90 dB 为重度聋,>91 dB 为极重度聋。本项测试应在专门的医疗机构由专业人员进行,测得的数值可为佩戴助听器提供参考。

三、护理诊断

1. 视觉、听觉紊乱　与白内障、青光眼、糖尿病性视网膜病变、老年性黄斑变性、老年退行性病变等有关。

2. 防护能力低下　与视觉、听觉障碍有关。

3. 社会交往障碍　与视力、听力减退有关。

四、护理措施

(一) 预防与治疗

老年视听障碍是一种不可逆的退行性变化。改善周围环境,建立健康的生活方式以及积极治疗老年性疾病对预防老年视听障碍是非常重要的。

1. 视力障碍的治疗

(1) 老年黄斑变性:激光治疗是用激光所产生的热能摧毁黄斑区的异常新生血管,是对症治疗。经瞳温热疗法(transpupillary thermotherapy, TTT):采用近红外激光,在视网膜上辐射穿透力强而屈光间质吸收少,使靶组织缓慢升温。光动力疗法(photodynamic therapy,PDT):将一种特异的光敏剂注射到患者的血液中,当药物循环到视网膜时,用激光照射激发光敏剂,从而破坏异常的新生血管,而对正常的视网膜组织没有损伤。该疗法是目前国际上较为方便、安全和有效的方法。手术治疗:如视网膜下新生血管膜的切除、黄斑转位术、视网膜移植等。

(2) 白内障:尽管目前临床上有包括中药在内的十余种抗白内障药物在使用,但其疗效均不十分确切。手术治疗仍然是各种白内障主要治疗手段。通常采用在手术显微镜下施行的白内障超声乳化术或白内障囊外摘除术联合人工晶状体植入术,可以获得满意的效果。

(3) 远视(老花眼):首选治疗就是戴合适的眼镜。研究发现,准分子激光和手术也能治疗远视,但其成本、风险与其受益程度不成正比。且远视的度数一直在变化,所以很难通过一次手术定型让它固定下来。

(4) 青光眼:治疗的目的是保存视功能。治疗方法包括:① 降低眼压。由于眼压是相对容易控制的危险因素,目前对青光眼的治疗主要是通过药物或手术,将眼压控制在视神经损害不进一步发展的水平,即所谓目标眼压。

常用药物有缩瞳剂(毛果芸香碱)、β-肾上腺能受体阻滞剂(美开朗)、肾上腺能受体激动剂(阿法根)、前列腺素衍生物(苏为坦)、碳酸酐酶抑制剂(派立明)、高渗剂(20%甘露醇)等。常见手术方式有周边虹膜切除术、小梁切除术、房角切开术、青光眼白内障联合手术等。② 视神经保护性治疗,即通过改善视神经血液供应和控制节细胞凋亡来保护视神经。

(5)糖尿病视网膜病变:应严格控制血糖,治疗高血压等原发病,定期行眼底检查,根据糖尿病视网膜病变所处阶段采取适当治疗。全视网膜光凝治疗可防止或抑制新生血管形成,促使已形成的新生血管消退,阻止病变继续恶化。如出现黄斑水肿,可行黄斑格栅样光凝。近年玻璃体腔内注射雷珠单抗治疗黄斑水肿取得明显疗效,但与黄斑光凝治疗相结合才能减少复发,稳定疗效。已发生玻璃体积血长时间不吸收、牵拉性视网膜脱离特别是黄斑受累时,应行玻璃体切割术,术中同时行全视网膜光凝治疗。

2. 听力障碍的治疗 对老年听力障碍目前尚无有效治疗方法。

(二)护理

1. 视力障碍的护理

(1)居室环境要求:光线充足,明暗适宜;地面平整、干燥,无障碍物;台阶平整无破损,高度合适,台阶之间色彩差异明显;家具放置平稳、固定有序,通道无阻碍物;提示的标识要醒目。

(2)注意精神调节,避免情绪过度激动,保持心情舒畅,多与他人交谈,分散对不愉快事情的注意力,保证充足睡眠。

(3)加强用眼卫生,平时不用手揉眼,不用不洁手帕、毛巾擦眼、洗眼。用眼应以不觉疲倦为度,并注意正确的用眼姿势,距离、光源是否充足等。不要在昏暗环境中阅读,在灯光下看书要配备灯罩,灯光要照在书上,光线应从左前方来,以免手的阴影妨碍屈光不正的老年人的视线。不要看字迹模糊的书,写字不宜太小,不要用颜色太浅的笔写字。每用眼 1 h 左右,让眼放松一下,如闭眼养神、望远或做眼保健操等,使眼得到休息。要避免在强烈的阳光、灯光或其他辐射线照射下视物,在户外活动时应戴有色眼镜,以防辐射线直射眼睛。

(4)可做眼保健操,进行眼部穴位按摩,但不可重压,如按摩睛明、攒竹、瞳子骨、太阳、医风等穴位。通过按摩,可加速眼部血液循环,增加房水中的免疫因子,提高眼球自身免疫力,从而延缓晶状体混浊的发展。

(5)按时进行药物治疗,定期进行眼科检查。年龄>65 岁的老年人应每年进行 1~2 次眼科检查。近期自觉视力减退或眼球胀痛伴头痛的老年人应立即做相关检查。

（6）积极防治慢性病，包括防治眼部疾患及全身性疾病，尤其是糖尿病最易并发白内障，要及时控制血糖，防止病情进一步发展。在血糖控制平稳的基础上定期进行眼底检查。2型糖尿病病程在 4～5 年者，可出现一定程度的微循环改变，建议每 36 个月检查一次眼底。

（7）进食易消化、清淡、营养丰富的食物，食物中应含丰富的蛋白质、维生素、微量元素和纤维素，平时多食鱼类，少食辛辣刺激性食物以及戒除酒、咖啡等。患青光眼的老年人不宜一次大量饮水。患有慢性病的老年人应严格执行相关疾病的饮食要求。

（8）适当运动，如散步、打太极拳等，千万不要做一些力量型的运动和碰撞剧烈的运动，及早戒烟。

（9）青光眼老年人通常禁忌使用散瞳剂，一旦误用，应立即报告医生采取相应措施。若出现眼胀、眼痛、头痛、呕吐、视力骤然下降等情况，立即到医院求诊。

2. 听力障碍的护理

（1）建立健康的生活方式　饮食宜清淡，减少外源性脂肪的摄入，尤其注意减少动物性脂肪的摄入，多吃新鲜蔬果，以保证维生素 C 的摄入。一些中药和食物，如葛根、黄精、核桃仁、山药、芝麻、黑豆等，对于延缓耳聋的发生也有一定作用。坚持体育锻炼，可以根据自己的躯体状况和条件来选择合适的体育项目，如散步、慢跑、打太极拳和练习八段锦等。运动能够促进全身血液循环，使内耳的血液供应得到改善。

（2）创造有助于交流的环境和方式　给电话听筒加设增音装置。门铃应与一室内灯相连接，使老年人能应门。帮助老年人把需要解释和说明的事记录下来，使听力下降导致的交流障碍影响减至最小。指导老年人与最亲密朋友多交谈，让老年人的情绪得到宣泄。与老年人交谈前先正面进入其视线，或轻拍其以引起注意。对老年人说话要清楚且慢，不高声叫，使用短句表达意思。

（3）避免噪声刺激　日常生活和外出时应尽量避开噪声大的环境和场所。

（4）对症护理　① 选择佩戴合适的助听器。经专业人员测试后，根据老年人的要求和经济情况选戴合适的助听器。② 帮助并指导老年人及其家属正确使用助听器。具体包括：助听器装置正确塞入耳内的操作，正确开关的操作，电池型号的辨认及购置要求，安装及置换电池的具体操作步骤。

（5）心理护理　随着听力的逐步下降，老年人与外界的沟通和联系会产生障碍,由于耳聋而形成生理性隔离,容易产生焦虑、孤独、抑郁、社交障碍等一系列心理问题。要帮助老年人认识到衰老是正常的生理现象,消除其精神心理障碍。让家庭和社会给予老年人关怀和帮助,同时护士也要经常与老年人沟通,尊重老年人,使老年人树立乐观生活的信心。

（6）健康指导　① 积极治疗慢性病:老年性耳聋目前无特效治疗方法,以预防为主;积极治疗高血压、动脉硬化、糖尿病等慢性疾病;养成良好的生活习惯,做到少饮酒、不抽烟等。② 避免使用耳毒性药物:慎用或禁用有耳毒性的药物,如庆大霉素等。必须使用时要严格按照医嘱,用药剂量不可过大,时间不可过长,并注意观察药物的不良反应。③ 定期进行听力检查:老年人一旦发觉耳鸣或听力下降,应到耳鼻喉科门诊进行听力检查,尽早发现和治疗。④ 教会老年人用手掌按压耳朵和用手指按压、环揉耳廓,每日 3~4 次,以增加耳膜活动,促进局血液循环,延缓听力下降。

第五节　尿便异常

一、尿失禁

（一）概念

指排尿失去意识控制或不受意识控制,尿液不自主地流出。

（二）评估

1. 尿失禁的危险因素　老年人尿失禁的危险因素主要包括:有无泌尿系统感染、尿道狭窄、前列腺增生、脑动脉硬化、脑卒中、阿尔茨海默病、糖尿病和充血性心力衰竭等疾病;是否使用过利尿剂、抗精神疾病类药物、镇静剂、麻醉剂、解痉剂、抗组胺类药物和钙离子通道阻滞剂等;女性有无分娩史、阴道手术史;饮食习惯,包括使用咖啡因、饮酒、进食辛辣食物情况等。

2. 尿失禁的类型

（1）压力性尿失禁:压力性尿失禁主要与老年人盆底肌肉组织松弛、膀胱尿道括约肌张力减低有关。当腹腔压力增加时,如咳嗽、打喷嚏、大笑、上楼梯或跑步时,有尿液不自主地流出。在老年女性中较多见。

（2）急迫性尿失禁:急迫性尿失禁是膀胱过度活动的表现,由于膀胱不自主地收缩,患者突然出现强烈的排尿感后尿液不自主地流出,伴有尿频、尿急、尿痛、腹部膨胀感和下腹部不适,常见于尿路感染、前列腺增生、盆腔或膀胱肿瘤、膀胱结石、阿尔茨海默病和帕金森病等。

（3）充盈性尿失禁：充盈性尿失禁是由于膀胱逼尿肌收缩力减弱、膀胱顺应性下降和（或）膀胱颈及尿道梗阻造成膀胱过度充盈，致尿液不自主地流出，常见于膀胱颈和尿道狭窄、中枢神经系统损失及药物不良反应等。

（4）功能性尿失禁：功能性尿失禁是由于患者认知功能障碍或活动能力受限，无法独立如厕而导致的尿失禁，常见于老年痴呆症和药物不良反应等。

（5）混合性尿失禁：混合性尿失禁是指多种类型尿失禁同时存在的一类尿失禁。

3. 其他评估

（1）老年人的活动能力：主要包括老年人在移动、转移、如厕等方面的独立能力。

（2）老年人的排尿环境：包括厕所是否靠近卧室，照明条件是否良好，卧室至厕所沿途是否有障碍，使用何种接尿器具等。

（三）尿失禁诊断

1. 确定诊断　即通过病史询问和体格检查，确定有无尿失禁。应当仔细询问患者在打喷嚏、咳嗽、大笑、运动或站立等各种应力状态下，是否有尿液漏出，而当停止上述增加腹压的动作后，漏尿是否随即终止。此外，还需了解是否合并有其他类型的尿失禁，如尿急时漏尿（急迫性尿失禁）或夜间睡眠时漏尿（夜间遗尿）等。在询问尿失禁患者的症状时，还应注意尿液是经尿道外口漏出还是经阴道或直肠漏出，这将有助于鉴别尿失禁和尿瘘。体格检查是对病史采集的验证和补充，除一些常用的尿失禁诊断试验（应力试验、棉签试验和膀胱颈抬举试验等）外，还应当对阴道壁、子宫和直肠进行检查。

2. 程度诊断　即判断尿失禁的严重程度，为治疗方式的选择提供指导意见。评估方法可大致分为主观评估法和客观评估法，前者包括临床症状评估和问卷评估，后者主要为尿垫试验。在问卷方面，推荐国际尿失禁咨询委员会尿失禁问卷表简表（international consultation on incontinence modular questionnaire - urinary incontinence short form，ICIQ-UI-SF），它能对漏尿次数、漏尿量和生活质量做出量化评价，具有简洁、易懂的优势，并且该量表的中文翻译版也已得到了诊断效能的验证。尿垫试验虽为客观评价指标，但其可能会受到主观因素的干扰。严格监督患者完成试验所需的饮水、行走、体位变化、诱发动作是保证检查准确性的重要因素。

（四）护理措施

1. 选择合适的排尿方式　护理人员应通过全面的评估,帮助老年人选择合适的排尿方式。病情允许时,尽量协助老年人行走至厕所排尿;对于有尿意,可保持坐位,但无法行走的老年人,白天可协助其移动至厕所排尿,晚上使用便携式坐便器辅助排尿;对于有尿意但无法保持坐位的老年人,可选择使用尿壶或便盆;对于无法表达尿意的老年人,可选择使用合适的尿垫或尿裤,尽量避免留置导尿。

2. 合理使用集尿工具　慎重使用尿垫和纸尿裤,如需使用,应定时检查,及时更换清洗。每次更换尿垫或纸尿裤时,注意保护老年人隐私和保暖,同时检查老年人皮肤有无破溃、糜烂等。男性患者也可使用阴茎套和保鲜袋。

3. 皮肤护理　保持老年人会阴部皮肤清洁、干燥,及时更换尿湿的衣裤和被褥;宜用温水清洗、擦拭会阴部,必要时局部涂凡士林或鞣酸软膏,以防局部皮肤因尿液刺激而糜烂、破溃等。

4. 落实排尿相关安全措施　及时应答老年人的排尿需求,提供合适的排尿器具。将坐便器、尿壶、便盆和卫生纸等放在老年人触手可及的地方。排查卧室至厕所沿途有无障碍物,有条件应安装扶手及照明设备。

5. 改变生活方式　主要包括定时排尿、如厕提醒、构建合理膳食结构、减轻体重、避免便秘、适当运动等。防止肥胖、便秘引起腹腔压力增加;指导老年人合理补充水分,如病情允许每天至少摄入 1 500 ml 水;减少摄入咖啡、碳酸饮料和辛辣刺激的食物;养成定时排便的习惯,对有便秘的老年人应采取积极的润肠通便措施,保持大便通畅;协助老年人记录排尿日记,以便医护人员及时获得老年人排尿的相关信息,包括排尿时间、排尿量、伴随症状等。

6. 盆底肌训练　可增强支持尿道、膀胱、子宫和直肠的盆底肌肉力量,以增强控尿能力。适用于盆底肌尚有收缩功能的尿失禁患者。

（1）患者在不收缩下肢、腹部及臀部肌肉的情况下自主收缩盆底肌肉（会阴及肛门括约肌）,每次收缩维持 5～10 s,重复 10～20 次,每日 3 组。

（2）患者可以坐在马桶上,两腿分开,开始排尿,中途有意识地收缩盆底肌肉,使尿流中断,如此反复排尿、止尿,重复多次,使盆底肌得到锻炼。每次自排小便时均进行。

7. 心理护理　老年人常因尿失禁症状而感到自卑,对治疗信心不足。护理人员首先要激发患者对康复的信心,尊重老年人,注意保护其隐私,并做好与家属的沟通解释工作,取得家属的支持和帮助,以更好地协助老年人积极应对尿失禁。对于长期卧床的患者,应通过改善排尿环境、保护隐私、加强生活护理等解除患者的自卑心理,缓解其焦虑等不良情绪。

二、大便失禁

(一)概念

大便失禁是指肛门括约肌不受意识的控制而不自主地排便。常见原因为神经肌肉系统的病变或损伤,如瘫痪、胃肠道疾患、精神障碍、情绪失调等。患者会不自主地排出粪便。

(二)评估

1. 评估患者是否使用可能加重大便失禁的药物　如通便药、二甲双胍、质子泵抑制剂、抗抑郁药等。

2. 评估患者大便失禁严重程度　可以使用大便失禁严重程度评估表(revised faecal incontinence scale, RFIS)对患者大便失禁严重程度进行评分。该评估表包含 5 个条目,分别为"是否存在固体大便渗漏现象?""是否存在液体大便渗漏现象?""如果不及时上厕所,是否会出现大便渗漏?""是否会因为大便渗漏更换内裤?""大便渗漏是否对生活造成影响?"。各条目按 0~4 分进行评分,0 分表示"从未有",4 分表示"总是",总分为 0~20 分,分数越高代表大便失禁程度越严重。得分≥7 分为阳性,需要给予饮食管理、药物治疗或使用失禁产品等个体化管理方案。

(三)诊断

大便失禁的诊断主要依靠病史、体检及特殊的肛管直肠生理实验、结肠镜等。

(四)护理措施

1. 保护皮肤　注意局部清洁卫生,及时清洗肛周皮肤,保持干燥。必要时肛周涂擦软膏保护皮肤。保持床褥、衣物清洁,及时更换脏湿衣物、被单。

2. 饮食结构　饮食宜清淡,避免刺激性、油腻、产气和高纤维食物。减少刺激,控制肠道炎症,减少激惹。如无禁忌,摄入足量液体,维持水平衡。

3. 重建控制排便能力　① 了解排便时间,训练按时排便。② 训练肛门括约肌、盆底肌肌力,增强括约肌的控制能力。

三、慢性便秘

(一)概念

便秘(constipation)是指排便困难或排便次数减少,且粪便干结,便后无舒畅感。老年人便秘属于慢性便秘,慢性便秘常使用罗马 Ⅱ 标准来诊断。罗马Ⅱ标准为：在不用泻剂的情况下，过去 12 个月中至少 12 周连续或间断出现以下 2 个或 2 个以上症状即称为便秘。① 多于 1/4 的时间排便费力；② 多于 1/4 的时间粪便是团块或硬结；③ 多于 1/4 的时间有排便不尽感；④ 多于 1/4 的时间有排便时肛门阻塞感或肛门梗阻；⑤ 多于 1/4 的时间排便需用手协助；⑥ 多于 1/4 的时间每周排便少于 3 次。

（二）评估

1. 健康史

（1）一般情况：收集患者的年龄、性别、饮食习惯、生活方式等基本信息。

（2）既往史：了解患者的疾病史、用药史、家族史等。

（3）便秘的原因：引起老年人便秘的原因很多，需从生理因素、不良的饮食习惯、生活方式、心理因素以及是否有并发症等方面进行评估。

2. 便秘的状况

（1）便秘的情况：询问便秘开始的时间、大便的频率、性状、疾病和用药、饮食、活动等情况。

（2）便秘的伴随症状：观察排便是否伴有口渴、恶心、腹胀、腹痛、会阴胀痛等，配合直肠指检以排除直肠、肛门的疾患。

（3）便秘的并发症：① 粪便嵌塞：粪便持久滞留堆积在直肠内，坚硬而不能排出。② 粪瘤与粪石：粪质长期滞留在结肠形成坚硬的粪块，称粪瘤，粪瘤钙化形成粪石。③ 粪性溃疡：粪块的滞留、粪石的嵌塞可刺激结肠黏膜而形成溃疡，易发生在直肠、乙状结肠，其次横结肠，又称为"宿便性溃疡"。④ 大便失禁：持续便秘形成了粪块的阻塞，由于粪块不能继续运行，上段肠管内的静止粪便被肠管内微生物液化为粪水，这些粪水通过阻塞粪块而流到直肠末端，加之肛门内、外括约肌的舒缩功能下降，缺乏灵敏的调节，致使粪液从肛门流出，造成大便失禁。⑤ 直肠脱垂：轻度者仅发生在排便时，还可自行还纳；患病日久，可造成肠黏膜糜烂、溃疡出血、黏液渗出，肛门功能失调。

3. 辅助检查　为了排除结肠、直肠病变及肛门狭窄等情况，可视情况选择以下辅助检查：① 结肠镜；② 直肠镜；③ 钡剂灌肠；④ 直肠肛门压力测定；⑤ 球囊排出试验等。

4. 心理-社会状况　精神紧张、压力大、失眠者与无此症状的老年人相比，便秘发生的危险性要增加 30%～45%，故便秘老年人需评估其心理-社会压力等情况。

四、护理诊断

1. 便秘　与老化、活动减少、不合理饮食、药物副作用有关。

2. 焦虑　与患者担心便秘并发症及其预后有关。

3. 舒适度降低　与排便时间延长、排便困难、便后无舒适感等有关。

4. 知识缺乏　缺乏合理饮食、健康生活方式、无法有效缓解便秘的相关知识。

五、护理措施

（一）预防

调整生活方式是预防老年人发生便秘的重要照护措施。

1. 合理膳食

（1）多饮水：《中国居民膳食指南 2022》指出多饮水、常饮水（≥1 500 ml/d）可以在一定程度上缓解便秘。老年人因代谢缓慢，需要的水分相对于年轻人要少，大脑对于口渴的反应较为迟钝。建议老年人不要等到口渴再喝水，要定时定量补水，尤其是晨起和运动后补水。但应注意患有特殊疾病（如心衰、肾衰或胸腹水）需限液的老年人饮水量应遵医嘱。

（2）增加膳食纤维的摄入：《中国慢性便秘诊治指南 2013》建议每日摄入膳食纤维 25～35 g，老年人每天应至少摄入 200 g 水果和 30 g 蔬菜，同时注重粗细搭配，逐步增加膳食纤维含量高的食物，如全麸谷物、绿叶蔬菜等。

（3）食疗：适当食用具有润肠通便功效的食物，如核桃、芝麻和牛奶等；烹调菜肴时可添加植物油，如花生油、芝麻油等。

（4）肠道微生态调整：便秘的老年人可以饮用含有益生菌的乳制品或者口服益生菌补充剂来缓解便秘。

2. 适度运动　运动可以刺激肠道蠕动，有利于缓解便秘。指导老年人进行适当运动，根据身体状况选择适合自己的运动方式，如做操、散步、打太极拳和练气功等。指导老年人做提肛训练：收缩肛门和会阴 5s，放松，重复10 次，每日 3 次。坐轮椅或长期卧床者定时变换体位。

3. 建立良好排便习惯　规律的排便习惯是防治便秘的有效措施。晨起或早餐后 2 h 内进行排便尝试，排便时集中注意力，不要听音乐或看报纸；生活起居应有规律，养成良好的生习惯；如有便意不能强忍，应该及时去排便。

4. 腹部按摩　每日临睡前双手重叠，以掌心贴腹，以肚脐为中心按"升结肠→横结肠→降结肠→乙状结肠"顺序做顺时针方向的腹部按摩。

5. 心理调适　耐心听取患者的倾诉，取得患者的信任，反复强调便秘的可治性,增加患者的信心。及时发现并解决问题,增加治疗信心。讲解便秘发生的原因,调节患者情绪,使其精神放松,避免因精神紧张刺激而引发便秘。鼓励患者参加集体活动,提高患者的家庭支持和社会支持水平。

(二)发生便秘的管理

1. 排便护理

(1)指导老年人养成良好的排便习惯

① 定时排便,早餐后或临睡前按时蹲厕,培养便意;有便意则立即排便;排便时取坐位,勿用力过猛;注意力集中,避免便时看书看报。② 勿长期服用泻药,防止药物依赖性产生。③ 保证良好的排便环境,便器应清洁而温暖。

(2)指导使用辅助器:为体质虚弱的老年人提供便器椅或在老年人面前放置椅背,提供排便坐姿的依托,减轻排便不适感,并保证安全。

(3)人工取便法:老年便秘者发生粪便嵌顿无法自行排出时,需采取人工取便法。向患者解释清楚,嘱患者取左侧卧位,戴手套,用涂上皂液的示指伸入肛门,慢慢将粪便掏出,取便完毕后清洁肛门。

(4)排便注意事项:指导患者勿忽视任何一次便意,尽量不留宿便;注意排便技巧,如身体前倾,心情放松,先深呼吸,后闭住声门,向肛门部位用力等。

(5)生物反馈疗法:该疗法通便成功率为70%～90%。它将特制的肛门直肠测压器插入肛门内,通过观察显示器可获得许多信息,包括肛门括约肌压力、直肠顺应性、肛门直肠处的敏感性,使患者自己感觉何时可有排便反应,然后再次尝试这种反应,启发排便感觉,达到排便目的。

2. 用药护理

(1)口服泻药:原则是指导患者勿长期服用泻药,防止药物依赖性产生。① 宜用液状石蜡、麻仁丸等作用温和的药物,这类药物不易引起剧烈腹泻,适用于年老体弱、高血压、心力衰竭、动脉瘤、痔、疝、肛瘘等患者;② 必要时根据医嘱使用刺激性泻药,如大黄、番泻叶、果导等,并在使用过程中注意观察,由于这类药物作用强,易引起剧烈腹泻,应尽量少用,并在使用过程中注意观察。

(2)外用简易通便剂:老年患者常用简易通便剂,如开塞露、甘油栓、肥皂栓等,经肛门插入使用,通过刺激肠蠕动、软化粪便达到通便效果。此方法简单有效,易教会患者及其家属掌握。

(3)灌肠法:必要时给予严重便秘者灌肠。可遵医嘱选用"1、2、3"溶液、植物油或肥皂行小量不保留灌肠。

（三）健康指导

1. 适当运动和锻炼

（1）参加一般运动：老年人应根据自身情况参加运动，若身体条件允许可适当参加体育锻炼，如散步、慢跑、打太极拳等。

（2）避免久坐久卧：避免长期卧床或坐轮椅等，如果患者不能自行活动，可以借助辅助器械站立或进行被动活动。

（3）腹部按摩：取仰卧位，用手掌从右下腹开始沿顺时针向上、向左、再向下至左下腹，按摩至左下腹时应加强力度，每天 2～3 次，每次 5～15 圈，站立时亦可进行此项活动。

（4）收腹运动和肛提肌运动：收缩腹部与肛门肌肉 10 s 后放松，重复训练数次，以提高排便辅助肌的收缩力，增强身体排便能力。

（5）卧床锻炼方法：躺在床上，将一条腿屈膝抬高到胸前，每条腿练习 10～20 次，每天 3～4 次；从一侧翻身到另一侧（10～20 次），每天 4～10 次。

2. 建立健康的生活方式

（1）培养良好的排便行为，指导患者在晨起或早餐后 2 h 内排便，即使无便意，也要坚持蹲厕 3～5 min 或用餐后 1 h 如厕。

（2）改变不良饮食习惯，多食粗纤维含量高的食物，多饮水。

（3）高血压、冠心病、脑血管意外患者应避免用力排便，若排便困难，要及时告知医务人员，采取相应措施，以免发生意外。

3. 正确使用通便药物

（1）容积性泻药服用的同时需饮水 250 ml。

（2）润滑性泻药也不宜长期服用，以免影响脂溶性维生素的吸收。

（3）温和的口服泻药多在服后 6～10 h 发挥作用，故宜在睡前 1 h 服用。

（4）复方聚乙二醇电解质散是一种新型的等渗性全肠灌洗液，通常 4 h 内导致腹泻，大量应用虽对水电解质平衡无明显影响，但因由 1 000 ml 液体配制，故会产生腹胀、恶心等不适。

（5）简易通便剂的使用方法：老年人取左侧卧位，放松肛门括约肌，将药挤入肛门，保留 5～10 min 后进行排便。

第六节　多重用药

一、多重用药概述

（一）定义

多重用药（polypharmacy）指同时使用五种或以上药物,包括处方药、非处方药及中草药等。多重用药又分为适当多重用药和不适当多重用药两类。

（二）发生率和危害

由于老年人常多病共存,多重用药十分常见,且年龄越大多重用药比例越高。调查显示,北京市 80 岁及以上老年人多重用药的比例高达 64.8%。美国一项调查研究发现,社区老年人多重用药的比例为 39.0%。

适当的多重用药可提高治疗效果,降低死亡率;而不适当的多重用药可导致患者潜在不适当用药风险增高,使药物不良反应、药物间相互作用等增加,并导致治疗费用增高和用药依从性下降,进而可影响患者身体功能状态、疾病转归和生活质量。

（三）危险因素

1. 病理生理因素　老年患者多伴有肝、肾功能减退及肌少症,可改变药物在体内的分布、代谢和排泄,从而影响药代动力学、药效动力学、毒性及其疗效,导致药物不良反应增加。

2. 共病　由于老年人共病发生率高,易导致多重用药的问题。老年人合并慢性病的数量越多,往往合并用药的种类也越多。

3. 年龄　随着年龄增加,老年人常面临更多的健康问题,患病种类、用药品种和用药数量也随之增加。在 85 岁以上人群中,这一现象尤为突出。

4. 日常生活能力　国内外的研究显示,日常生活能力下降是多重用药的另一危险因素,会导致老年人的就医行为增加,每次就医后患者用药明显增加,进而导致多重用药的风险增加。

5. 负性情绪　老年人焦虑和抑郁发生率高,可导致就医频繁,使多重用药发生率增高。另外,长期多重用药导致老年人经济负担重、不良反应多等,易产生多种心理问题,如焦虑、担忧、愧疚等不良情绪。

6. 社会支持程度　社会支持度也可影响老年人多重用药。正面的社会支持有助于促进患者合理用药,而不良的影响则可导致患者盲目使用不必要的药物或治疗方式。

二、多重用药评估

评估老年患者的用药情况,对减少或避免药物不良反应发生是有效和必要的对策。完整的用药评估包括详细的用药情况及药物不良反应评估。

(一)用药情况评估

包括一般健康情况,如:各脏器功能尤其是肝、肾功能,用药史,药物过敏史,视力,听力,记忆力,吞咽功能,作息时间和习惯,家庭支持状况,对当前治疗方案的认识程度等。

(二)药物不良反应评估

由于药物动力学改变,老年人对药物的敏感性增加而耐受性降低,个体差异较大,导致药物不良反应的发生率增高。常见的药物不良反应包括中枢神经系统症状、体位性低血压、耳毒性、肾毒性、尿潴留、药物中毒、消化道反应等。

(三)综合评估

为了有效指导医护人员发现潜在的不恰当用药,可运用综合性的评估工具筛查老年人不合理用药,包括老年人不适当处方筛查工具和老年人处方遗漏筛查工具。在医疗机构中,一般由专科医师或药师对老年人用药实施评估,护理人员则需要评估并掌握老年人的用药情况和不良反应,以便提供有效的用药宣教。

三、老年人合理用药原则

(一)掌握明确的给药指征

用药前须全面评估患者的病史及用药情况,注意权衡用药的利弊,根据病情和药物性质选择合适的药物品种和给药方法,明确用药指征,以确保用药对患者有益,并注意药物的禁忌证。

(二)尽量减少用药种类

老年人常同时服用多种药物,发生毒副作用的可能性也相应增加。临床上老年人用药前须进行严格评估,尽可能减少药物种类,若需联合用药,以不超过2~3种为佳。

(三)采取小剂量、个性化给药的原则

安全性是合理用药的基本要求,建议老年人用药从小剂量开始,逐渐增大至最合适的剂量,以获得满意的疗效。用药时应根据不同年龄层次和个体差异,严格遵守剂量个体化的原则。目前,老年人用药剂量并没有统一的准

则,药品说明书上的剂量主要针对成人,对老年人并不完全适用,仅有部分药品说明书提示老年人用药的方法和剂量。建议根据患者肾功能情况来调整或决定药物剂量,同时注意药物敏感性的问题。用药过程中一旦出现严重的不良反应要及时停药或减量。一般而言,老年人除了维生素、微量元素、消化酶类等药物可用成人剂量外,使用其他药物时剂量均应低于成人的常用剂量。

（四）按疗程用药

用药时既要最大限度发挥药物的治疗作用,同时也要尽可能降低药物的毒副作用。因此,用药时间不宜过长,应严格按照疗程使用。

（五）观察用药不良反应

老年人用药期间应密切观察药物的疗效和反应,一旦发生任何不良反应或病情进展,应暂停用药并及时寻求医生帮助。

（六）避免不适合老年人应用的药物

用药前充分评估药物的不良反应,老年人要尽量避免使用对肾脏毒性大的药物,如头孢菌素类、氨基糖苷类、万古霉素等。

（七）防止滥用药物和保健制品

凡是药物都有一定的毒副作用,所以一定要掌握用药的适应证,遵医嘱用药。适当应用滋补药对老年保健具有一定的作用,尤其对年老体弱和病后体虚者具有较好的治疗和滋补作用。但如不了解自身情况,盲目进补,则容易事与愿违。

四、老年人安全用药的护理

（一）做好老年人用药情况的评估

1. 全面评估老年人的用药史　包括既往和现在的用药情况、药物过敏史、引起不良反应的药物及老年人对药物的了解情况。

2. 动态监测各系统的功能状况　全面了解各脏器的情况,如肝、肾功能的生化指标。

3. 定期评估老年人自主服药能力和生活作息　如评估老年人的阅读能力、理解力、记忆力,是否知晓用药方法,能否识别不同药物和坚持服药;老年人的视力、听力、吞咽能力、生活自理能力等;老年人的饮食种类和进餐时间、饮食是否规律。

4. 评估老年人的心理社会状况　了解老年人的文化程度,家庭经济状况和支持程度,对目前治疗方案的认知,对用药的心理反应,是否依赖药物。

（二）观察和预防药物不良反应

老年人药物不良反应发生率高，护士要密切观察有无药物不良反应，并积极预防以提高老年人用药的安全性。

1. 从小剂量开始用药　老年人用药剂量一般从成人剂量的 1/4 开始，逐渐增大至最佳给药剂量后，停止增加药物剂量。用药期间要注意个体差异性，做好用药的连续性观察和血药浓度的监测，同时观察组织、脏器有无变化。

2. 密切观察有无药物的副作用　首先应做到严格遵医嘱用药，不随意增减药物或延长用药的时间。在观察疗效的同时，应注意观察有无全身反应，如头晕、心悸、乏力、恶心、呕吐、口干、皮肤瘙痒、尿液量和颜色的变化及体位性低血压等。

3. 观察有无药物矛盾反应　老年人用药后易出现药物矛盾反应，即药物在应用过程中出现的与其作用完全相反的矛盾现象。如糖皮质激素的重要药理作用之一是抗过敏作用，但有时也可引起过敏性休克和过敏性皮疹。因此，老年人用药时要加强观察，一旦出现不良反应要及时停药并就诊。

4. 选择合适的药物剂型　如胃肠道功能不稳定的老年人不宜服用缓释片，以免因胃肠功能改变而影响药物的吸收；吞咽困难的老年人不宜选用片剂、胶囊制剂，宜选用液体剂型或冲剂，必要时可注射给药。

5. 注意用药时间和用药间隔　根据老年人的用药能力、生活习惯，尽量选择相对简单的给药方式，如口服给药。避免部分药物与食物一起服用，以免发生相互作用，甚至干扰药物的吸收。如富含维生素 K 的食物可减弱华法林的抗凝作用，在进食过程中需予以注意。如果给药时间间隔过长达不到治疗效果，而频繁给药又容易引起药物中毒，那么在安排用药时间和间隔时，既要考虑老年人的作息时间，又要兼顾保证有效的血药浓度。

6. 其他预防药物不良反应的措施　老年人用药依从性较差或用药后未达到预期疗效时，要仔细评估具体的原因，尤其是老年人有无按医嘱用药。长期服用某一种药物的老年人要定期检测血药浓度。

（三）提高老年人用药依从性

有诸多因素可影响老年人用药依从性，如：年龄增长带来的记忆力减退致易漏服或错服药物；担心药物的副作用；经济收入减少，生活相对拮据；家庭社会的支持不够等。提高老年人用药的依从性有着重要的意义。

1. 加强用药护理　护士应严格执行给药流程，遵医嘱按不同时间点（如早、中、晚等）及餐前、餐后等要求发放药物并做到看服入口。对出院带药的老年人,护士可通过口头结合书面宣教的形式,向老年人解释药物名称、剂量、用药时间、作用和副作用等注意事项,可在药品包装盒上清晰标注用药剂量和时间,以便老年人识别。必要时护士可帮助老人将每天需要服用的药物按服用的时间点放置在药品分隔盒内,每个小格标明用药的时间,并将药盒放置在醒目的位置。有条件的地区,社区护士定期到老年人家中清点剩余药片数目,检查服药情况,提高老年人的用药依从性。有精神或认知障碍及不配合治疗的老年人,护士需协助和督促其用药,确保药物及时服下。叮嘱老年患者家属在患者出院后配合做好督促工作,可通过电话追踪患者的用药情况。对吞咽障碍与意识不清的老年人一般通过管饲给药。对神志清楚但有吞咽障碍的老年人可将药物加工制作成糊状物后再给予其服用。

2. 开展健康教育　护士可通过住院教育、门诊教育和社区教育等环节实施用药健康教育计划,反复强化老年人安全用药相关知识,包括药物的作用、使用方法、注意事项等,提高患者的用药依从性。健康宣教可采取专题讲座、护患讨论、发宣传材料、单独指导等多种形式。

3. 建立合作型的护患关系　鼓励老年人参与治疗方案与用药计划的制订,倾听老年人关于治疗的想法和感受,提高老年人的自我管理能力,提高其用药依从性。与老年人建立合作型护患关系,增强老年人对疾病治疗的信心,促进其形成良好的治疗意愿从而提高用药依从性。

4. 行为的治疗措施　建议老年人记服药日记卡、病情自我观察记录等;教会老年人使用服药提醒闹钟,帮助其准时服药;及时肯定老年人良好的服药依从性,依从性差时给予提醒。

5. 指导正确保管药品　注意药品保存的温、湿度要求,是否需要避光。定期整理药柜,及时清除过期、变质的药物。

（四）加强用药的健康指导

1. 加强老年人用药的宣教,护士要循序渐进地向其解释药物的名称、剂量、用法、作用、不良反应、注意事项等。必要时可结合书面的方式,在药盒上标注注意事项或发放健康指导单。

2. 由于老年人缺乏自我护理知识和保健意识,加之记忆力和视力下降、用药复杂等因素,会导致老年人用药依从性降低,因此应采取有效措施以提高老年人用药依从性。

3. 指导老年人不随意购买或服用不必要的滋补药、保健药、抗衰老药和维生素。日常生活中调节好饮食、休息、活动,保持良好的心态,科学养生。体弱多病的老年人可在医师的指导下适当服用滋补药物。

4. 对老年人进行健康指导的同时,还要重视对其家属进行有关安全用药知识的宣教,促使他们学会正确协助和督促老年人用药的方法,提高用药的安全性和合理性。

5. 做好老年人家庭用药的管理,如注意药物的有效期、药物的存放要求(如避光、干燥、密封、阴凉等),不要将药物放在潮湿、高温和阳光直射的地方,内服药和外用药不要混放。

第七节 营养不良

一、营养不良概述

(一) 定义

广义的营养不良包括营养缺乏与营养过剩。老年人的主要营养问题是蛋白质-能量营养不良(protein-energy malnutrition,PEM),是食物摄入不足或某些疾病等引起的一种营养不良。

(二) 发生率

老年人群营养不良形势严峻。老年人易发生营养不良:生理上随着年龄的增加,老年人脏器功能发生退行性变化,影响老年人对食物的选择、消化吸收功能和对营养素的利用能力,容易引起蛋白质营养不良,进而引起免疫力和代谢功能下降;老年人的味觉逐渐减弱,对盐、糖、酱油等的消耗增多,饮食过咸可诱发高血压,饮食过甜不利于控制血糖等;由于咀嚼困难,不易进食瘦肉的老年人多选择食用肥肉,容易引起肥胖和动脉粥样硬化等,也容易引发营养不良;由于消化能力下降,老年人选择粗纤维食物的概率较低,易引起便秘。老年人平均患2~3种疾病,疾病与用药均能显著影响消化功能,进而影响营养代谢,随着老年人各种慢性病发病率的逐年增加,其营养不良及营养缺乏发生率为40%~60%。

(三) 危害

研究显示老年人营养不良常与阿尔茨海默病、卒中、慢性阻塞性肺疾病、抑郁、帕金森病、心力衰竭等慢性病并存。

二、老年营养风险筛查与营养评价

《中国老年患者肠外肠内营养应用指南(2020)》推荐,可以首先采用NRS2002评分系统对住院患者进行营养风险筛查,对于NRS2002评分3分及以上的患者,再应用合适的方法和工具进行营养评价,以了解患者的营养状况和营养不良的程度,制订营养干预措施。此外,再评价和监测也是整个营养诊疗评定过程的扩展,营养筛查、营养评价(包括再筛查和再评价)是一个连续的过程。该指南同时指出,营养筛查、营养评价与营养干预是营养诊疗流程中的三个关键步骤。

(一)营养风险筛查方法

临床上常用的营养风险筛查量表有营养风险筛查 2002(nutritional risk screening 2002,NRS 2002)、营养不良通用筛查工具(malnutrition universal screening tools,MUST)、主观全面评定(subjective global assessment,SGA)以及微型营养评定(mini nutritional assessment,MNA)。MNA 与传统的人体营养评定方法及人体组成评定方法有良好的线性相关性,适用于所有老年人群。

(二)营养评价

营养评价(nutritional assessment)是通过膳食调查、人体测量、临床检查、实验室检查及多项综合营养评价方法等手段,判定人体营养状况,确定营养不良的类型及程度,估计营养不良后果的危险性,并监测营养治疗的疗效。到目前为止,患者的营养状况评价还没有金标准,临床上一般根据患者的疾病情况和营养调查结果进行综合评价,以判断患者营养不良程度。

1. 膳食调查法 可采用营养摄入调查获得患者一段时间内膳食史和营养摄入情况,通常采用称重法、记账法、询问法和化学分析法(除外昏迷、智力障碍者)。

2. 人体测量 人体测量数据可以较好地反映营养状况,通过人体测量可对患者营养状态进行一定程度的评价。人体测量内容主要包括体重、皮褶厚度、上臂围与上臂肌围、腰围和腰臀比。

3. 实验室检查 实验室检查可提供客观的营养评价结果,并且可确定营养素缺乏或过量的种类及程度。常用的监测指标有血浆蛋白、氮平衡、肌酐、体重指数、细胞免疫功能等。

三、营养不良的综合干预

1. 正常饮食 患者若能正常饮食,首先选择给予营养教育,提供合理的饮食指导。

(1)《中国居民膳食指南(2022)》推荐:少量多餐细软,预防营养缺乏;主动足量饮水,积极户外活动;延缓肌肉衰减,维持适宜体重;摄入充足食物,鼓励陪伴进餐。

（2）摄入充足的食物：采用多种方法增加食欲和食量，吃好三餐。

（3）食物的制作：老年人食物宜细软，多采用炖、煮、蒸、焖、烧等烹调方法。吃饭时细嚼慢咽。

（4）保证老年人能获得足够的优质蛋白质：① 进食足量的优质蛋白；② 天天喝奶；③ 每天吃大豆及豆制品。

（5）预防老年人贫血：老年人贫血较常见。应多摄入水果和绿叶蔬菜，积极治疗导致老年人贫血的原发病。

（6）合理选择高钙食物：预防骨质疏松。

（7）积极参加户外活动：老年人的营养吸收与运动量密切相关。因此，建议老年人积极参加户外活动。

（8）改善老年人便秘的措施：增加富含膳食纤维食物的摄入，多吃全谷物、蔬菜、菌藻类和水果；增加饮水，养成定时饮水的良好习惯。

2. 口服营养补充（oral nutritional supplements, ONS）　ONS 是指以特殊医学用途（配方）食品经口服途径摄入，补充日常饮食的不足。若患者正常饮食量不足，则推荐口服营养补充。

3. 全肠内营养（total enteral nutrition, TEN）　当患者不能进食正常饮食时，给予 TEN。首先鼓励患者口服，口服不足或不能口服时选择管饲。

4. 部分肠外营养（partial parenteral nutrition, PPN）　当患者全肠内营养不足 60% 目标量超过 7 d 时，推荐通过肠外营养补充肠内营养不足部分。

5. 全肠外营养（total parenteral nutrition, TPN）　若患者存在胃肠功能障碍不能耐受肠内营养，可短期使用全肠外营养。

6. 心理护理　注意患者的病情变化，鼓励患者增强战胜疾病的信心，及时与营养师沟通，制订合理的营养治疗方案。

第八节　老年疼痛

一、老年疼痛概述

（一）老年疼痛的现状

疼痛是老年人最常见的症状之一，常影响老年人身心健康，导致老年人生活质量下降。在我国，老年人疼痛最常见的病因包括肌肉骨骼性疾病（特别是由骨关节的长期劳损和老年内分泌失调引发的骨性关节炎）、神经性疼痛和癌痛等慢性疾病。英国 2017 年的数据显示,65 岁及以上人群中有 49%的人报告慢性疼痛,75 岁以上人群中有 53%的人报告慢性疼痛。我国 2019 年的数据显示,社区老年人中患有慢性疼痛的比例约占 44.2%～56.5%。

慢性疼痛可能导致老年人意外事件发生,Leveille 等研究证实,慢性疼痛是老年人发生跌倒的一个重要危险因素。

(二)老年人疼痛的特点

1. 疼痛敏感性下降 随着年龄的增长,周围神经系统存在结构、生化和功能的改变,周围神经传导速度减慢,对疼痛的反应性降低。

2. 认知能力下降 老年人反应迟缓,听力下降,理解能力差,有时较少诉说疼痛感觉,常不能清晰地描述疼痛。

3. 多种疼痛性疾病并存 老年患者常同时患有多种疼痛性疾病,如骨质疏松症、骨性关节炎、颈椎病等,对诊疗造成一定干扰。

二、老年疼痛评估

全面的疼痛评估是管理疼痛的关键,疼痛评估内容包括疼痛部位、强度、性质、发作和持续时间、加重或缓解因素、既往治疗及目前用药情况、伴随症状、对日常生活的影响等。其中疼痛部位、强度、性质、发作和持续时间是 4 个基本内容。

评估时机:① 入院时;② 病情变化时;③ 接受有创性操作(如穿刺、置管、拔管)时;④ 给予镇痛干预措施后。

常用的疼痛评估工具包括数字评价量表(NRS)、面部表情疼痛量表(FPS)、FLACC 疼痛评估量表等。

① 数字评价量表(图 3-10):适用对象为 7 岁以上,意识清楚,能有效沟通,能完整表达的患者。疼痛程度用数字 0～10 依次表示,0 表示无痛,10 表示最强烈的疼痛,由患者自己选择一个最能代表疼痛程度的数字。

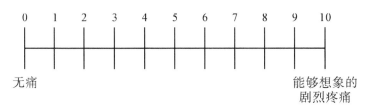

图 3-10 数字评价量表

② 面部表情疼痛量表(图 3-11):适用对象为 7 岁以上,意识清楚,不能有效沟通,语言表达困难的患者。该量表用 6 种不同的面部表情(从微笑至哭

泣)来表达疼痛程度。评估时由医护人员根据患者疼痛时的面部表情状态，对照该量表进行疼痛评估。

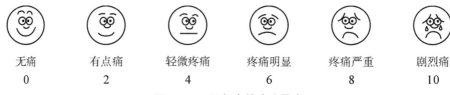

| 无痛 | 有点痛 | 轻微疼痛 | 疼痛明显 | 疼痛严重 | 剧烈痛 |
| 0 | 2 | 4 | 6 | 8 | 10 |

图 3 - 11　面部表情疼痛量表

③ FLACC 疼痛评估量表(附表 30)：适用于意识不清、不能有效沟通、无法完整表达困难的患者。

根据疼痛评估工具所得对应的数字可将疼痛程度分为：无痛(0 分)，轻度疼痛(1～3 分)，中度疼痛(4～6 分)，重度疼痛(7～10 分)。老年人由于认知障碍、沟通困难，报告疼痛的能力下降或缺失，对疼痛的表达存在困难。还有部分老年人对疼痛存在认识误区，认为疼痛是衰老的预期后果，或因不愿使用镇痛药物而选择忍受，拒绝表达疼痛。医务人员应做好患者的宣教指导，帮助老年人准确表达疼痛。

三、护理诊断

1. 急性疼痛、慢性疼痛　与组织损伤和反射性肌肉痉挛、骨骼肌疾病、血管疾病、糖尿病、感染等有关。

2. 焦虑　与疼痛引起的紧张、担心治疗预后有关。

3. 抑郁　与长期慢性疼痛、丧失治疗信心有关。

4. 舒适度减弱　与疼痛有关。

5. 睡眠型态紊乱　与疼痛有关。

四、护理措施

1. 动态观察病情　观察患者疼痛的部位、强度、性质、发作和持续时间，若患者应用镇痛药物则需密切观察药物不良反应。

2. 药物镇痛的护理　遵循五项基本原则：口服、定时、按阶梯、个体化给药、注意具体细节。止痛药要从小剂量开始，并经常进行评估和调整。用药后要仔细观察患者的反应，认真听取主诉。同时保持环境舒适，避免不良因素刺激。

3. 非药物镇痛的护理　常见的非药物镇痛方法主要有：

(1) 针刺疗法，可减少和阻断细小神经传导的疼痛感。

(2) 冷热疗法，可降低神经系统的传导速度，减轻疼痛，且冷疗比热疗更

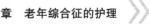

有效,但应注意预防冻伤或烫伤。

(3)运动疗法,近年来逐步被证实能有效缓解一些慢性疼痛。

(4)按摩疗法,止痛原理同冷热疗法。

4. 心理护理 护士应认真倾听患者对疼痛的感受,使其感受到被理解、被关怀;向患者解释疼痛治疗的基本知识,与患者及其家属进行开放性的语言交谈,指导患者使用放松疗法和精神转移疗法。消除患者和家属对麻醉镇痛药成瘾的错误认识,告诉患者及其家属疼痛应得到治疗,即使是癌症疼痛也是可以得到缓解的。

老年人与外界联系较前减少,生理及心理痛苦缺乏有效倾诉和社会支持。应尊重老年人,耐心倾听他们的感受,帮助其树立战胜疼痛的信心。指导老年人进行疼痛自我管理,准确表达疼痛,监测镇痛药物不良反应,合理采用药物及非药物镇痛措施。健康教育可帮助老年人树立正确的疼痛认知和积极的信念,改进日常生活行为,从而改善疼痛的治疗结局和管理效能。

第九节 肌少症

一、肌少症概述

(一)定义

肌少症是一种与年龄增长有关的,以骨骼肌量减少、肌肉强度下降、躯体功能减退为主要特征的老年综合征,易导致临床不良事件的发生,如生活质量降低、衰弱、跌倒、骨折,甚至死亡等。随着我国人口老龄化趋势的加快,肌少症的发病率逐年上升,严重危害老年人的健康,增加家庭及社会负担。

(二)病因及发病机制

骨骼肌纤维主要由Ⅰ型和Ⅱ型肌纤维组成,Ⅰ型肌纤维主要负责低强度活动,Ⅱ型肌纤维负责高强度活动。老年人的高强度活动明显减少,所以肌少症以Ⅱ型肌纤维退化为主。多种因素引起骨骼肌纤维萎缩和数量减少,最终导致骨骼肌力量下降,功能降低。

1. 年龄因素 随着年龄的增长,蛋白质的合成减少而分解增加,肌肉量逐渐减少,并被脂肪组织代替。肌肉中脂肪组织增加不仅弱化了肌肉的代谢能力,而且引起肌肉纤维化,最终导致肌肉力量和功能下降。与增龄有关的运动神经元退变破坏了神经-肌肉接头结构及功能的完整性,导致骨骼肌纤维去神经支配,也是导致衰老性骨骼肌功能衰退的重要原因。

2. 内分泌因素　生长激素、雄激素、胰岛素样生长因子(insulin-like growth factors,IGFs)等多种内分泌激素参与调节人体骨骼肌的代谢及蛋白合成,与肌肉量、肌肉强度及握力有明确的相关性。生长激素和 IGFs 是肌肉肥大的主要激活因子,IGF-1 可正向调节丝氨酸/苏氨酸蛋白激酶 B 途径,促进蛋白质合成,并抑制蛋白质分解。随着年龄的增长,体内睾酮的含量逐渐下降,加之性激素结合球蛋白(sex hormone-binding globulin,SHBG)增加,导致游离睾酮或睾酮的生物利用度下降更显著,对肌肉的保护作用下降更明显。患 2 型糖尿病的老年人发生肌少症的风险增加,其机制包括胰岛素抵抗、神经病变、高血糖、线粒体损伤等,2 型糖尿病的显著特征是胰岛素抵抗。肌肉作为人体最大的糖原储存库,在机体新陈代谢中起重要作用。肌肉量减少会引起糖原储备减少,而机体血糖水平相应升高,高于正常胰岛素水平所能维持的血糖稳态,就会形成胰岛素抵抗,干扰正常的细胞功能,造成骨骼肌质量、强度、功能的丧失。2 型糖尿病患者多合并有内脏肥胖,而内脏脂肪与肌肉质量之间是相互关联的。肌少症患者体力活动减少,导致肥胖风险增加;内脏脂肪诱发炎症,又导致肌少症发展。同时,胰岛素的敏感性也随衰老逐渐下降,可能与体内脂肪和肌肉变化有关。

3. 维生素 D　维生素 D 的受体存在于全身多个器官中,皮肤和肌肉也是维生素 D 的重要靶器官。维生素 D 具有维持肌肉力量和强度的作用,维生素 D 缺乏者多伴有肌肉衰弱。维生素 D 缺乏可能通过诱导低钙血症和减少胰岛素分泌量而影响肌肉蛋白质周转。活性维生素 D 可提高骨钙素的水平,并通过肌源性可溶性因子抑制肌管分化减少。

4. 慢性炎症　慢性炎症可导致机体组织退化,而衰老过程常伴有炎性标志物及其相关因子增加,促炎因子 ITL-6、TNF-α、CRP 等水平升高,导致肌少症患病风险增加。其可能机理为炎性细胞因子拮抗 IGF-1 的合成代谢,引起机体 IGF-1 的水平下降,蛋白质分解代谢增强,导致肌肉合成代谢障碍。如前所述,IGF-1 不仅与肌肉量、肌肉强度及握力有明确的相关性,且可促进肌肉组织合成代谢。肌肉组织 IGF-1 的过度表达可以抑制年龄相关肌少症的发展。

5. 营养状态　营养不良状态与肌少症相关。人体的多种生理功能随衰老逐渐退化,食欲及食物摄入能力下降,人体合成蛋白质的能力也随之下降,同时骨骼肌中非收缩蛋白(脂黄素和交联蛋白)的异常蓄积加速了肌肉质量下降。蛋白质的摄入量是维持骨骼肌质量的重要因素,低蛋白又常见于老年人群,综合因素作用易致肌少症发生。

6. **肿瘤** 肿瘤依赖人体而生长,并在发生发展过程中消耗体内有限的蛋白质和能量。肿瘤细胞的代谢特点导致肌肉蛋白质分解大大增加。这是由肿瘤独特的代谢特点决定的。肿瘤细胞也通过三羧酸循环大量获取谷氨酰胺等氮源。即使人体摄入的蛋白质供给不足,或蛋白质合成减少,肿瘤也能优先于其他组织利用蛋白质,降解部分骨骼肌蛋白以满足肿瘤增长对能量和蛋白质的需求。

7. **肠道菌群** 肠道菌群减少和双歧杆菌/变形杆菌比例的变化与肌少症有关。益生菌可能通过促进合成代谢对肌肉健康产生有益作用,但随年龄增长,肠道菌群中有害菌群增多而益生菌减少,肠道黏膜萎缩,肠道吸收功能减退,最终影响肌肉质量。菌群失调可抑制膳食蛋白质分解代谢以及短链脂肪酸和维生素的合成,干扰营养物和胆汁酸的生物转化等,影响骨骼肌合成。

8. **社会环境及心理因素** 随着人口老龄化时代加速到来,轻度认知障碍(MCI)和痴呆的发病率不断上升。MCI的危险因素包括营养不良、久坐不动等生活方式,缺乏合成代谢激素以及持续的炎症反应。这些都是导致肌少症的潜在原因。而肌少症的一些诱发因素(如炎症和胰岛素抵抗)也与MCI有关。肌少症还与心理状况如抑郁、害怕等有关。与非肌少症老人相比,有抑郁症状的患者发生肌少症的风险更高。害怕跌倒给老年人造成心理负担,老年人不愿活动,活动耐量下降,肌少症发病风险增加。心情不佳的老年人更不愿活动,造成失用性肌肉萎缩,肌肉功能或力量降低。

9. **运动** 与年龄增长有关的运动缺乏是肌少症的重要因素。正常的骨骼肌功能是运动的基础。骨骼肌功能状态与其线粒体相关,骨骼肌有氧运动诱导线粒体产生三磷酸腺苷(ATP)。老化过程中,骨骼肌中线粒体活性氧的积累导致组织降解、骨骼肌萎缩、肌肉功能障碍和纤维组织增加。

10. **睡眠不良** 睡眠不良在中老年人群中常见,可破坏交感-迷走神经平衡,引起皮质醇分泌异常、促炎症因子增加、蛋白质合成相关激素水平降低,使骨骼肌功能下降。睡眠不良人群的肌少症发病率较睡眠正常人群明显增加。

(三)临床表现

主要表现为肌少症导致的临床不良事件,如衰弱、跌倒、骨折甚至死亡等。肌少症的发病过程分为以下三个阶段:

1. **肌少症前期** 特点是仅有肌肉量减少,肌力及躯体功能尚属正常。表现为体脂含量增多,肌肉量减少,易发生骨质疏松或骨折。

2. **肌少症期** 特点是肌力下降。随着病程的延长,在肌肉量减少的基础上,同时伴有肌肉力量减弱、爆发力下降、握力下降,尤其是下肢肌力衰减更为明显,容易跌倒。

3. 严重肌少症期　特点是身体活动能力下降。这一时期肌肉量、肌力以及躯体功能下降同时发生。主要表现为行走、起坐、提物等日常动作完成困难,虚弱无力,严重时出现平衡功能障碍,易跌倒,甚至失能。

二、肌少症评估

有四种评估方法:测量小腿围、骨骼肌质量、肌肉力量、躯体功能。方法同临床诊断检查。

(一)疑似病例

存在慢性疾病(心衰、慢性阻塞性肺疾病、糖尿病、慢性肾病等、躯体功能下降或受限、非意愿性体重下降、认知功能受损、抑郁情绪、反复跌倒、营养不良等);男性小腿围<34 cm,女性小腿围<33 cm;SARC-F 量表≥4 分;SARC-CalF 量表≥11 分。

(二)确诊病例

1. 优势手握力:男性<28 kg,女性<18 kg。

2. 躯体功能:6 m 步速<1.0 m/s,5 次起坐时间≥12 s,简易体能测量表≤9 分。

3. 四肢骨骼肌质量指数(DXA 法):男性<7.0 kg/m²,女性<5.4 kg/m²。

4. 四肢骨骼肌质量指数(BIA 法):男性<7.0 kg/m²,女性<5.7 kg/m²。

(三)严重程度分级

1. 肌少症　骨骼肌含量减少和肌肉力量下降或躯体功能下降。

2. 严重肌少症　骨骼肌含量减少和肌肉力量下降或躯体功能下降。

(1) 小腿围:测量方法为使用非弹性带测量双侧小腿的最大周径,可以作为肌肉质量的替代指标。小腿围界值为男性<34 cm,女性<33 cm。

(2) 自评调查问卷(SARC-F):该量表 5 项内容与老年人功能状态密切相关,总分≥4 分为筛查阳性。SARC-CalF 中添加了小腿围,提高了 SARC-F 的敏感性,评分≥11 为筛查阳性。

(3) 骨骼肌质量:双能 X 线吸收仪(DXA)可以测出四肢骨骼肌质量(ASM),计算四肢骨骼肌质量指数(RSMI)[公式:RSMI＝ASM(kg)/身高(m)²],生物电阻抗仪(BIA)计算骨骼肌质量指数的方法与 DXA 相同。

(4) 肌肉力量

① 测量优势手的握力:测量仪主要分为弹簧式握力器和液压式握力器两

类。在亚洲最常用的是弹簧式握力器。a. 使用液压式握力器,坐位,90°屈肘测量握力。b. 使用弹簧式握力器,站立位,伸肘测量握力;如果老年人不能独立站立,则选用坐位测量。用优势手或两只手分别以最大力量等距收缩,至少测试 2 次,选取最大数值。

② 躯体功能:6 m 步速,从移动开始以正常步速行走 6 m,中途不加速、不减速,测量所需时间,并至少测量两次,记录平均速度。5 次起坐试验,考虑到部分诊室没有步行 6 m 路程的空间,建议将 5 次起坐时间≥12 s 作为反映躯体功能下降的界值,并且可以替代步速。

三、护理诊断

1. 衰弱 与疾病有关。

2. 营养不良 与营养素缺乏有关。

3. 有跌倒的危险 与肌少症有关。

四、护理措施

(一)休息与运动

在运动锻炼前协同康复治疗师一起对患者进行全面评估,根据患者病情、喜好及经济水平等因素制订适合他们的个性化运动方案后再展开锻炼。日常可以进行多种形式的运动疗法,包括抗阻运动、有氧运动、全身振动训练等。

1. 抗阻运动 是指肌肉在克服外来阻力时进行的主动运动,例如深蹲起、举哑铃、仰卧起坐、弹力带抗阻运动等。

2. 有氧运动 是指人体在氧气充分供应的情况下进行的体育锻炼,常见的有氧运动项目包括步行、快走、慢跑、游泳、骑自行车、打太极拳、跳绳以及家务劳动等。

3. 拉伸运动 将拉伸运动和力量运动结合,缓慢进行各种形式拉伸,当肌肉感受到强烈的拉伸感后,需维持 10~30 s 方有效。

4. 运动时间 老年人应减少坐和卧的时间,进行有规律的身体运动。对老年肌少症患者来说,建议患者从少量活动开始,根据自身情况,增加活动量及活动时间,每周 2~3 次,每次 40~60 min 中至高强度运动以及 20~30 min 抗阻运动,至少持续 12 周。

(二)饮食护理

足够的热量摄入是保证肌肉量的必要条件,目标是维持适宜的、稳定的体重。应予老年人摄入充足的蛋白质,尤其是优质蛋白(占 50% 以上),推荐蛋白质摄入量为 1.0~1.5 g/(kg·d),例如 50 kg 体重人群每日需要摄入蛋白质 50~75 g,三餐均匀分布摄入,且不应过量,多余的蛋白质会增加肝、肾的负担。日常饮食中,在控制热量的情况下可以多食用瘦肉、深海鱼肉、虾、蛋类,动物蛋白富含人体必需的氨基酸,且易消化,生物利用度较高。老年人需多喝低脂牛奶及其制品,牛奶中富含乳清蛋白,乳清蛋白富含亮氨酸,在体内吸收和消化的速度较快,可促进蛋白质的合成。植物蛋白中豆类及其制品非常易于消化和吸收,多喝豆浆、豆奶、豆腐等亦能有效增加蛋白质的摄入。

(三)用药护理

补充抗氧化剂及维生素 D,用于辅助治疗。

(四)心理护理

告知老年人疾病相关知识,消除其恐惧心理,提高生活质量。

(五)健康教育

培养良好的运动习惯,减少久坐,进行多种方式的联合运动(包括有氧运动、抗阻运动、拉伸运动以及平衡运动)能有效改善躯体功能。

运动,尤其是抗阻运动能显著增加肌肉量并增强肌肉力量。当然,在肌少症的预防和治疗中,有氧运动与抗阻运动的作用一样重要。有氧运动可以降低身体脂肪比例,减轻机体的慢性炎症,降低代谢性疾病的风险,还可以改善心肺功能,改善肌肉代谢以及整体肌肉协调能力,进一步改善老年人的活动能力。

(六)运动注意事项

老年人往往合并多种慢性疾病,如高血压、2 型糖尿病、冠心病等。运动需要在基础疾病控制稳定后方可实施,循序渐进。如因身体不适等原因无法完成既定活动计划,应及时休息,不可勉强,避免引发肢体损伤。

第十节　老年衰弱

一、老年衰弱概述

(一)定义

衰弱主要是指老年人机体生理储备功能下降,应对外界刺激的能力减弱,从而引发了一系列疾病、并发症、不良事件(跌倒、死亡)等症状,又称为老年衰弱综合征。主要表现在跌倒、疼痛、肌少症、营养不良等方面,这是因为老年人机体功能储备下降,应对外界刺激时会发生一些不良事件。

（二）病因及发病机制

衰弱是一种多系统的改变,各个脏器应激适应能力及生理储备功能下降。衰弱的具体发病机制并不十分确切,多数情况下认为衰弱是由多种因素导致的,其中慢性炎症在衰弱中发挥着重要的作用。慢性炎症可对骨骼肌肉系统、内分泌系统、血液及心血管系统的病理生理产生直接和间接影响,最终导致衰弱的发生。

1. 慢性炎症与衰老　在衰老过程中,促炎症反应进行性升高,这一特征我们称之为"炎性衰老"。炎性衰老是一种慢性的、系统性的、无症状的炎症状态,大多由于各种因素的作用（比如持续低强度的慢性感染、靶组织或器官处于长时间或过度的应激状态）使炎症无法维持平衡稳定的状态,从而导致炎症反应持续存在。在炎症反应发生的病理过程中,促炎因子可作为分子介质,通过阻滞细胞周期、诱导氧化应激、促进细胞凋亡等途径诱导细胞衰老,进而损伤局部组织甚至多个系统、器官,如:肌肉骨骼的炎性反应导致肌少症和骨质疏松,炎性反应涉及中枢神经系统引起痴呆,心脑血管炎症可以导致动脉粥样硬化、心脑血管疾病及衰弱的发生。

（1）衰弱人群慢性炎症分子标志:很多研究表明,老年衰弱患者化验指标显示系统性慢性炎症状态,表现为炎症分子升高[如 C 反应蛋白（CRP）、白细胞介素 6（IL-6）和肿瘤坏死因子 α（TNF-α）升高]以及白细胞数量的增加。血清 IL-6 水平可用于预测老年人炎性衰老,也可作为老年人功能残疾的可靠指标。IL-6 水平增高与肌力下降、肌肉力量减少呈负相关。IL-6 升高被当作是衰弱的独立危险因素。此外,在衰弱人群中炎症介质 TNF-α 和 CRP 也明显升高。三磷酸鸟苷的代谢产物新蝶呤（neopterin）是单核-巨噬细胞介导免疫系统激活的分子标志,在衰弱的老年患者中该分子水平显著升高,其水平独立于 IL-6,这提示衰弱的潜在因素可能包括免疫系统激活。除了促炎因子升高,抑炎因子的减少在慢性炎症导致衰老损伤中也发挥着重要作用。

（2）衰弱人群慢性炎症细胞标志:发生慢性系统性炎症时血液中白细胞水平增加。大量证据表明,白细胞数量增加与老年人发生肿瘤、心脑血管事件以及全因死亡率相关。衰弱患者体外刺激外周血单核细胞受体后,炎症相关因子比如趋化性细胞因子（CXCL-10）和 IL-6 的表达对比非衰弱者显著升高。同时,老年衰弱患者重塑获得性免疫系统,CD4$^+$/CD8$^+$ 比例下降,CCR5$^+$T 细胞亚群及 CD8$^+$/CD28$^-$T 细胞亚群较非衰弱人群显著升高,其中 CCR5$^+$T 细胞有 Ⅰ 型促炎表型,可诱发炎症反应,从而引起衰弱。

（3）慢性炎症可直接和间接作用于衰弱：炎症因子以及免疫细胞与衰弱具有相关性。血液中的促炎因子可引起器官、组织的功能下降和结构破坏，促进衰弱的发生，涉及血液系统（贫血）、肌肉骨骼系统（肌少症、骨质疏松）、心血管系统（高血压、冠心病）及内分泌系统（胰岛素抵抗、甲状腺功能减退）。炎症因子 IL-6 可直接作用导致衰弱，引起运动缓慢、肌力下降。维生素和微量元素（包括锌）的缺乏可以引起衰弱。上述营养物质的不足除了与日常摄入不足有关外，还与慢性系统性炎症具有相关性。因此，慢性炎症对器官衰弱的进程可有直接或间接的影响。

2. 肌肉骨骼系统　运动下降和虚弱是衰弱的基本特点，所以肌少症是衰弱的主要病理生理表现。肌少症是指因骨骼肌量持续流失、骨骼肌强度和功能下降而引起的综合征。与年龄相关的改变，如性激素和生长激素水平下降、运动神经元以及躯体运动减少、营养不良等均可以引起肌少症。另外，慢性炎症也可导致肌少症。

3. 内分泌系统　性激素是骨骼肌代谢所需要的。绝经后女性雌激素水平降低及老年男性人群睾酮水平减少均可引起肌力下降和肌肉质量减少。皮质醇昼夜节律迟钝与衰弱呈正相关。下丘脑—垂体—肾上腺轴和性腺轴可能参与了衰弱的病理生理改变。

（三）衰弱的临床表现

老年衰弱患者可以具有以下一种或几种临床表现。① 非特异性表现：疲劳、无法解释的体重降低和反复感染。② 跌倒：平衡功能下降及步态异常是衰弱的主要特征，也是导致跌倒的重要危险因素。衰弱状态下即使患轻微疾病也会导致肢体平衡功能下降，难以维持步态完整性从而跌倒。③ 谵妄：衰弱老年群体多合并脑功能下降，受刺激可导致脑功能障碍加重而出现谵妄。④ 波动性失能：有的患者可出现功能状态改变，常表现为功能独立和需要人照顾交替出现。

二、老年衰弱评估

老年衰弱患者比较脆弱，遭受体外刺激时致病率、死亡率较高，所以评估衰弱可用于高龄老年人危险分层。很多研究表明，衰弱的评估可以预测住院次数、跌倒发生率以及死亡率等，早期干预衰弱能明显改善老年人的预后。衰弱评估还可用于老年人术前评估，评价患者的器官功能状态，预测老年患者对手术的耐受性及发生术后并发症的风险。而且，衰弱评估还被认为是评价老年患者免疫功能的临床指标之一，可用于判断老年患者对外界刺激产生免疫反应的强弱以及遭受感染的风险。

衰弱评估的方法有 Fried 衰弱综合征标准、衰弱指数(frailty index,FI)和 FRAIL 衰弱量表。衰弱指数评估项目多,需要专业人员进行评估;FRAIL 衰弱量表较为简捷,更适合进行快速临床评估。

2001 年 Fried 首先提出通过衰弱临床表型定义衰弱,制定了 5 条诊断标准(Fried 衰弱综合征标准):① 不明原因的体重下降,患者在无节食或运动的情况下,体重逐年下降 4.5 kg 以上;② 疲劳感增加,如扫地、运动时可产生疲累;③ 肌力减退(握力下降);④ 低体能状态;⑤ 运动减慢(步行速度下降)。若患者出现上述 3 条以上症状,则可判定为衰弱综合征;若患者出现上述 1~2 条症状,则为衰弱前期症状,应及时干预尽早治疗;不符合上述特征为非衰弱。这一标准简单方便,目前被广泛应用。

Jones 等学者提出了衰弱指数(FI),将社交功能、智能、心理等指标引入老年衰弱的界定,通过老年综合评估,计算异常/不健康测量指标占全部测量指标的比例,即 FI。通常认为:FI≥0.25 提示该老年人衰弱;FI<0.12 为无衰弱老人;FI=0.12~0.25 为衰弱前期。FI 可敏感地预测患者的预后,但并不能鉴别衰弱与失能、共病,而且此评估项目较多、费时费力,研究较少,也未被临床普遍采用。

FRAIL 衰弱量表:国际老年营养学会提出的 FRAIL 衰弱量表也包括 5 项:① 疲劳感;② 阻力感:上一层楼梯即感困难;③ 自由活动下降:不能行走 1 个街区;④ 多种疾病共存:≥5 个;⑤ 体重减轻:1 年内体重下降>5.0 %;判断衰弱的方法与 Fried 标准相似,见表 3-3。

表 3-3　FRAIL 量表

条目	询问方式
疲乏	过去 4 周内大部分时间或所有时间感到疲乏
阻力增加/耐力减退	在不用任何辅助工具及不用他人帮助的情况下,中途不休息爬 1 层楼梯有困难
自由活动下降	在不用任何辅助工具及不用他人帮助的情况下,走完 1 个街区(100 m)较困难
疾病情况	医生曾告诉你存在 5 种以上如下疾病:高血压、糖尿病、急性心脏疾病发作、卒中、恶性肿瘤(微小皮肤癌除外)、充血性心力衰竭、哮喘、关节炎、慢性肺病、肾脏疾病、心绞痛等
体重下降	1 年或更短时间内出现体重下降≥5%

标准:具备≥3 条可诊断为衰弱综合征,<3 条为衰弱前期,0 条为无衰弱健康老人。

简单、易于操作的筛查工具有助于内科医生早期快速识别衰弱或者衰弱前期患者,为制订临床治疗方案提供依据。

三、护理诊断

1. 活动无耐力　与衰弱导致的疲劳感有关。

2. 营养失调:低于机体需要量　与日常能量摄入不足有关。

3. 有跌倒的危险　与平衡功能受损有关。

4. 自理能力缺陷　与多种疾病共存、年龄有关。

四、护理措施

1. 日常生活护理　戒烟限酒,摄入充足的营养物质,包括微量元素和矿物质等,合理运动防跌倒。

2. 基础疾病的护理关注　积极治疗基础疾病,如心衰、糖尿病、慢性感染、恶性肿瘤、抑郁和痴呆等,做好疾病相关护理措施。

3. 去除诱因　即使无基础疾病,也要去除可纠正的因素,如药物、住院、手术及其他应激源。

4. 支持性干预　预防肌少症、体力活动少和营养不良,规范高分解代谢药物(如茶碱、优甲乐)的使用。

5. 用药护理　多种疾病共存是衰弱的潜在因素,如抑郁、心力衰竭、肾衰竭、认知功能障碍、糖尿病、视力及听力下降等均可促进衰弱的发生与发展。预防和治疗衰弱时应积极管理老年人所患疾病,尤其应重视处理可逆转的疾病。评估衰弱老年人的用药,合理并及时纠正不恰当使用药物的现象,不仅可以减少医疗费用,还可以避免药物不良反应对老年人的伤害。

6. 减少医疗伤害　对衰弱老年人来说,各种侵入性的检查和治疗会带来更多的并发症,甚至有时会增加患者的负担并损害其生活质量。因此,对中重度衰弱的老年人应该仔细评估其情况,避免过度医疗。

7. 综合管理模式　护理应以患者为中心,强调多学科团队合作及对衰弱老人进行老年综合征的评估和管理,团队参与的照护极为重要。团队应包括老年医学专家、护理人员、临床药师、专业治疗师、沟通人员和社会工作者。全面的老年护理计划和老年住院患者的急性护理均以提高功能为目标。个体化的护理目标对衰弱老年人也非常重要,可让老年人遵从自己的价值观和意愿。

8. 心理护理　减少老年人社会经济和环境中的应激源,可延缓衰弱的进展。指导老年人通过放松、参加各种社交活动等方式释放不良情绪,如焦虑、抑郁等。

9. 健康指导 锻炼是提高老年人生活质量和功能最有效的方法。锻炼可增强活动灵活性和日常生活能力,改善步态,减少跌倒,增加骨密度及改善一般健康状况。可指导老年人进行自我锻炼,如打太极拳。此外,还有个性化基于视觉反馈的平衡训练、家庭和社会支持的自我锻炼等。

第十一节 老年人情感障碍

一、老年人情感障碍概述

(一) 定义

老年人情感障碍是指首发于老年人群,以持久的抑郁心境为主要临床相的一种精神障碍。该病是老年人最常见的功能性精神障碍之一。临床表现以情感高涨或低落为主,伴有思维奔逸或迟缓,精神运动性兴奋或抑制。躁狂状态时患者心境高扬,与所处的境遇不相称,可以兴高采烈,易激惹、激越、愤怒、焦虑,严重者可以出现与心境协调或不协调的妄想、幻觉等精神症状。抑郁状态时患者心情不佳、苦恼、忧伤到悲观、绝望,兴趣丧失,自我评价低,严重者出现自杀观念和行为,病情呈昼重夜轻的节律变化。

(二) 病因和发病机制

情感障碍病因迄今未明,大量的资料显示患者的遗传因素、心理社会因素和神经生物学因素等可能与本病的发生有着明显的关联。

1. 遗传因素 家系调查发现情感障碍具有明显的家族集聚现象。患者亲属该病的患病率比一般人群高 10～30 倍,血缘关系越近,患病率则越高。单相型情感障碍和双相型情感障碍在遗传方面也存在紧密联系。通过对双生子的调查发现单卵双生子的同病率为 65%,而双卵双生子同病率仅为 14%。

2. 心理社会因素 应激性生活事件与情感障碍密切相关,尤其与抑郁症的关系更加密切。因此心理社会因素在本病致病中的作用越来越受到重视。各种重大应激性生活事件如亲属去世、重大经济损失、意外事故、突发灾害等常为抑郁症的致病因素之一;长期处于不良环境如纠纷、家庭破裂、失业、慢性躯体疾病等也可能是诱发抑郁症的致病因素。而老年患者对精神刺激的承受力处于下降趋势,更易受抑郁症等情感障碍困扰。

3. 神经生物化学改变　神经生物学研究对情感障碍的发病提出多种假说,包括儿茶酚胺假说、多巴胺(DA)假说、5-羟色胺(5-HT)假说、受体超敏假说、神经内分泌紊乱假说等。总之,本病病因复杂,迄今尚未发现单一的病因。目前认为本病是多种因素综合作用的结果:生物学因素为发病基础,心理社会因素可能为诱发因素。

(三)临床表现

1. 疑病性　即疑病症状。表现为以自主神经症状为主的躯体症状。Alarcon 于 1964 年报道,60 岁以上的老年抑郁症患者,男患者中具有疑病症状者占 50%,女患者中具有疑病症状者占 62%,大约 1/3 的老年组患者以疑病为抑郁症的首发症状。因此有学者提出"疑病性抑郁症"这一术语。疑病内容常涉及消化系统症状,尤其便秘、胃肠不适是此类患者最常见,也是较早出现的症状之一。

2. 激越性　即焦虑激动。Post 早在 1965 年即明确指出激越性抑郁症最常见于老年人,此后的研究也证实了这一点。激越性抑郁症发病率增长随年龄而增加。焦虑激越往往是比较严重的抑郁症的继发症状,也可能成为患者的主要症状。表现为焦虑恐惧,终日担心自己和家庭将遭遇不幸、大祸临头,搓手顿足,坐卧不安,惶惶不可终日。

3. 隐匿性　即躯体症状化。许多否认抑郁的老年患者表现为各种躯体症状,而情绪障碍很容易被家人所忽视,直到发现老人有自杀企图或行为时方到精神科就诊。

4. 迟滞性　即抑郁症的行为阻滞。通常以随意运动缺乏和缓慢为特点,影响躯体及肢体活动,并发面部表情减少、言语阻滞。多数老年抑郁症患者表现为闷闷不乐,愁眉不展,兴趣索然,思维迟缓,思维内容贫乏。

5. 妄想性　60 岁以后起病的抑郁症有较丰富的妄想症状,在妄想状态中,以疑病妄想和虚无妄想最为典型,其次为被害妄想、关系妄想、贫穷妄想、罪恶妄想。

6. 抑郁症性假性痴呆　抑郁症性假性痴呆即可逆性的认知功能障碍。人们已经普遍地认识到,抑郁症假性痴呆常见于老年人,这种认知障碍经过抗抑郁治疗可以改善。但必须注意,某些器质性的不可逆性痴呆也可以抑郁为早期表现,需加以鉴别。

7. 自杀倾向　导致自杀的危险因素主要有孤独、罪恶感、疑病症状、激越、持续的失眠等。人格和抑郁症的认知程度是决定自杀危险性的重要附加因素,如无助、无望及消极的生活态度。

二、老年人情感障碍评估

（一）资料的收集

收集资料是护理的基础阶段,根据护士的专业评估能力向患者及家属收集患者基本信息资料,针对性地收集患者生理、心理、社会方面的各项数据。资料收集的途径有临床访谈法、行为观察法、心理测验法。

（二）护理评估内容包括生理评估、心理评估、社会文化评估

1. 生理评估　① 躯体评估;② 既往健康状况;③ 实验室检查及辅助检查。

2. 心理评估　① 认知活动;② 情感活动;③ 意志行为等。

3. 社会文化评估　① 患者的社交能力、沟通能力与家人关系及社会支持情况;② 患者近期学习、工作、生活上是否存在应激性生活事件及应对方式;③ 有无滥用酒精或药物的情况。

三、护理诊断

根据患者现存的或潜在的健康问题提出护理诊断,每个患者可能同时存在几种不同心身疾病的护理问题,根据存在的护理问题提出相应的护理诊断。

1. 活动无耐力　与精神运动抑制有关。

2. 社交孤立　与精神下降和低自尊有关。

3. 语言沟通障碍　与思维障碍有关。

4. 社交障碍　与思维过程改变有关。

5. 有跌倒的危险　与服用镇静、催眠药物有关。

6. 焦虑　与个人应对无效、心理社会因素有关。

7. 恐惧　与担心疾病有关。

8. 有冲动、暴力行为的危险　与精神运动兴奋有关。

9. 有自杀、自伤的危险　与自责、自罪、无用、低自尊有关。

四、护理措施

1. 一般心理护理干预　通过心理护理,使患者积极主动配合治疗,保持愉悦的情绪和心境,对维持及促进其精神健康有积极作用。

2. 感知障碍的护理干预

（1）幻觉的护理:以幻视、幻听多见。出现幻觉表示患者的各方面功能恶化速度加快,护士要经常观察和了解患者的具体情况,必要时请精神科医师会诊并遵医嘱给予药物治疗。

（2）误认的护理：误认是患者认知退化所致错认某些物品或人的现象，具有较高的发生率。护士应根据护理评估结果开展个体化的认知功能训练，逐渐恢复其认知能力。

（3）妄想的护理：妄想是一种不理性、与现实不符且不可能实现但患者坚信的错误信念，即使把事实摆在患者面前也很难动摇其信念。此时护士通过护理评估判定是否为老年性痴呆所致，如果是，护士千万不要与患者争论或抱怨，此时应先设法转移患者注意力，待其恢复理性后再进行解释；同时护士要做好发病期间的安全护理，防止意外发生，并及时找精神科医师诊治。

3. 安全问题的护理干预　老年患者部分生活不能自理，缺乏正确的判断力，更不能预想自己行为的结果，因此，应尽量保持患者生活环境宽敞、整洁、设施简单、阳光充足，保持物品位置恒定不变。病房内、厕所、浴室地面应干燥、防滑、无障碍、无积水，床的高低要合适，床边设护栏，呼叫铃放在患者方便按的位置。嘱患者不要做难度较大的动作，动作要慢，外出活动应有人陪同，另外应根据患者的疾病情况留陪护。

4. 情绪训练的护理干预　护理人员通过与患者近距离接触，面带微笑地采用触摸、握手等方式能够很好地避免患者产生恐惧心理和情绪异常反应。南丁格尔把触摸在老年患者护理中的作用归结为可使老年人的身心处于最佳的自然状态。鼓励患者主动讲话、多讲话，每天由 1 名护理人员抽空把老年患者聚集起来，指导他们相互交流。定期组织老年患者进行文娱活动不但能够激发其日常爱好和交往能力，还有利于其保持社会功能，建立信心。

5. 应用恰当的心理治疗方法　针对不同心理问题采取相应的治疗方法，包括放松疗法、暗示疗法、认知行为疗法和生物反馈疗法。

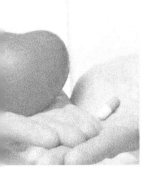

第四章
老年人康复与运动护理

学习目标

1. 了解运动学基础、神经学基础。
2. 熟悉康复护理相关理论。
3. 掌握老年康复的定义,老年康复的特点和对象。
4. 培养爱伤观念和人文素养。

第一节 康复护理学基础

一、概述

(一)定义

老年康复(geriatric rehabilitation)是康复医学的重要组成部分,针对 65 岁以上的老年人,应用医学技术、康复工程、社会康复和职业康复改善老年功能障碍患者的生理和心理的整体功能,达到全面康复,为其重返社会创造条件。老年康复主要有两个内容:一是预防性康复,为防止老年人出现失能和半失能状态进行提前康复训练;二是针对老年性疾患进行康复训练,如脑卒中、阿尔茨海默病、帕金森病、骨质疏松等疾患的康复。

(二)老年康复的特点和对象

老年康复的主要对象是慢性病和老年病后遗的功能障碍。它的主要任务是预防、推迟、逆转可能发生或已经发生的残疾,如脑卒中引起的残疾,通过功能训练进行早期康复。

老年康复不同于其他医学治疗模式的特点：

1. 恢复功能　老年人常见疾病是退行性疾病，通常难以治愈。老年康复以最大程度恢复功能为主要目标，采取训练、代偿的方法，对于不可逆转的功能问题还可采用适应、环境改造等方法，以达到使老年患者回归家庭和社会的目的，给他们以希望和信心。

2. 追求生命质量　老年人通过医疗保健追求有活力的预期寿命，而非生活在残疾和悲伤的情绪中。老年康复认为，老年人虽然病损、残疾在身，但恢复功能、回归社会仍是可能的。

3. 结合三级预防　病损、失能和残障代表残疾的三个水平，在每级水平采取康复治疗可防止其向下一级水平发展，当出现病损时进行积极的康复策略可预防患者进入失能状态，因此康复治疗有很强的预防意义。

4. 重在参与　老年人和老年患者在康复治疗中应扮演积极、主动的角色，整个过程从确定目标、制订计划、实施计划到评估效果，他们应当与康复人员平等参与。医师、治疗师、护理人员要时刻关注患者状态，并且在老年患者的治疗和护理中协作配合。对患者来说，康复既是教育，也是学习的过程，发挥主观能动性才能达到康复目标。

二、老年康复的运动

因身体活动减少而导致生理功能下降进而失调（deconditioning），是引起功能水平下降的另一种状态。造成老年人生理功能失调的活动减少可分为两类：继发于卧床（因病）和静坐少动的生活方式。目前通过加强肌力和综合身体训练，生理功能失调的不良后果是可能逆转的。许多老年人不活动是由于自觉衰老和缺乏自信，医护人员也要更多地关注老年人的运动问题，避免"失用综合征"的出现。

运动疗法是老年康复中的重要部分，能够增强心肺功能，提高代谢能力，调节神经系统和情绪，使某些慢性病的发病率降低。运动疗法的目的在于改善老年人耐力、肌力、关节活动度、协调和平衡能力等。老年人应尽量避免大运动量运动和长时间肌肉等长收缩。老年人运动需要监测运动中的心率，要求比年轻人要低。运动时心率（次/分）一般控制在 220－年龄（岁）的值以下，对于有相关病史的患者，心率要求更低。

运动方式可以采取慢跑、步行、游泳和体操。以有氧运动为主，间歇性运动避免过度疲劳，全身性运动则动员了所有的大肌群，有利于改善全身体力，适用于心脏康复，也适用于老年人健身锻炼。

三、运动学基础

（一）运动学的概念

运动学是医学、物理学、生物力学的交叉学科,研究人体活动的形态结构变化和功能活动变化的规律,可以指导康复运动治疗实践。

（二）人体运动的类型

人体运动的分类方法较多,现介绍两种主要的分类方法。

1. 按运动发力程度分类

（1）被动运动:肢体运动时无主动肌肉收缩,依靠外力被动完成运动。外力来自被动运动器械或治疗师,也可由患者健侧肢体带动患侧肢体来完成运动。

（2）助力运动:肢体运动时依靠部分外力予以辅助,帮助其完成运动。在助力运动过程中,肌肉在主动收缩的同时接受外力协助,是肢体从被动运动过渡到主动运动过程中的一种重要的训练方法。

（3）主动运动:是指肢体运动完全依靠肌肉收缩,而不依靠外力辅助完成的运动。

（4）抗阻运动:是指肢体利用自身肌肉收缩对抗外界施加的阻力,并完成运动。阻力可以来自器械或他人,促进肌肉力量和肌肉耐力。

2. 按照肌肉收缩方式分类

（1）等张运动:是指肌肉收缩张力基本保持不变。可分为向心运动和离心运动两类。

① 向心运动:当肌肉收缩力量大于阻力时,肌肉长度缩短,肌肉两端附着点相互靠近。

② 离心运动:当肌肉收缩力量小于阻力时,肌肉长度被动缓慢延长,肌肉两端附着点相互远离。

（2）等长运动:指肌肉收缩时肌肉长度保持不变,不产生关节活动,肌张力逐渐增高,此时肌力与阻力相等,又称为静力性运动。

（3）等速运动:整个运动过程中关节运动速度保持不变,而肌肉张力和长度变化的一种运动形式。其主要特点是运动速度相对恒定,在整个关节活动范围内,不同角度所给予的阻力始终与肌肉收缩的最大肌力相匹配。

（三）人体运动形式的基本术语

人体运动形式多样,可视作建立在头、颈、躯干、上肢及下肢组成的多环节链状系统基础上的,沿一定的运动轴,在运动平面上完成的运动。

1. 人体的姿势位　运动描述基于解剖学姿势,解剖学姿势指身体直立,面朝前方,双眼平视正前,双上肢自然下垂于躯干两侧,掌心向前,两足并拢,足尖向前。

2. 运动平面　包含三个平面,即水平面(横断面)、冠状面(额状面)、矢状面(正中面),呈相互垂直关系。

(1) 水平面:与地面平行的面,将人体分为上下两部分。

(2) 冠状面:与身体前面或后面平行的面,将人体分为前后两部分。

(3) 矢状面:与身体侧面平行的面,将人体分为左右两部分。

3. 运动轴　也用来描述运动的状态,包含三个轴,也相互垂直。

(1) 冠状轴:指与地面平行且与冠状面平行的轴。

(2) 垂直轴:指与水平面垂直且上下贯穿人体正中的轴。

(3) 矢状轴:指与水平面平行且前后贯穿人体的轴。

通常情况下,在矢状面内围绕冠状轴的运动称为屈伸运动;在冠状面内围绕矢状轴的运动称为内收、外展运动;在水平面内围绕垂直轴的运动称为旋转运动。

4. 运动链　由人体关节、肌肉、筋膜等相互连接组成的复合结构,包含上肢运动链、下肢运动链、螺旋运动链等。运动类型可分为开链运动和闭链运动。

(1) 闭链运动:指肢体远端被固定且不产生动作的运动。闭链运动中的特点是需多关节协同运动。闭链运动对关节及其周围组织感受器的刺激比开链运动明显,可促进肢体平衡能力、本体感觉恢复,肌肉运动协调控制和增强关节稳定性。

(2) 开链运动:指肢体远端可以自由活动的运动。开链运动中,可以随意活动单一关节也可同时活动若干关节。日常运动中的大多数运动是开链运动,对提高肌肉爆发力和肌力有明显效果。

(四) 肌肉运动学

骨骼肌的收缩是产生动力的来源,是人体运动的基础。神经系统控制骨骼肌的收缩、舒张完成动作。

1. 肌肉的组成　肌肉由肌束组成,肌束由肌纤维组成,而每一个肌纤维都由上百万的肌原纤维(肌小节)组成。肌小节是肌肉收缩的基本结构单位,其中有相互穿插的粗肌丝和细肌丝。肌丝滑动是肌肉收缩的运动学基础。

2. 肌肉功能状态指标　肌肉收缩需要有神经支配和调节。运动单位指一个脊髓前角运动神经元及其所支配的骨骼肌纤维。肌肉力学性质与肌肉的状态、肌纤维的组成结构等因素有关。肌肉功能状态是运动的基础,肌力、肌张力、快速力量和肌耐力均反映肌肉功能状态。

（1）肌力是肌肉收缩时能产生的最大力量,体现肌肉对抗阻力的能力,反映肌肉最大收缩水平。影响肌力的主要因素包括:

① 肌肉生理横断面:单位生理横断面所能产生的最大肌力称为绝对肌力。肌肉横断面积越大,其产生的肌力越大,反之亦然。

② 肌纤维的募集:肌肉收缩时,被激活的运动单位数量越多,肌力越大,当运动神经发出的冲动强度增大或频率增加时,激活的运动单位随之增多,肌力也就越大。

③ 肌肉的初长度:是指肌肉收缩前的长度,当肌纤维被牵拉至静息长度的 1.2 倍时,粗细肌丝处于最佳的重叠状态,肌小节功能最佳,产生的肌力也最大。

通常肌纤维走向与肌腱长轴一致,但在一些较大的肌肉中,部分肌纤维可与肌腱长轴成角,形成羽状连接。这种羽状连接成角越大,可募集的肌纤维越多,产生的肌力也越大。对于老年人,肌力评估也可通过羽状角判断。

运动节段杠杆效率决定肌肉收缩产生的力矩效应。髌骨使股四头肌的力臂增加,伸膝力矩增加 30%。

（2）肌张力指肌肉在安静时所保持的紧张度。肌张力异常是肌肉失去神经支配(如脊髓损伤)或调节功能障碍(如脑损伤)的结果。痉挛状态是肌张力增强的典型表现,软瘫则是肌张力减退的表现。肌张力通常通过快速被动运动感知处于放松状态的肌肉的阻力程度进行评测,常用改良 Ashworth 肌张力评定量表评定肌张力。

（3）快速力量指肌肉或肌群在一定速度下所能产生的最大力量。爆发力由肌力和肌肉收缩速度两个因素所决定。肌力是基础,收缩速度是爆发力的关键。

（4）肌耐力是指肌肉在一定负荷条件下保持收缩或持续重复收缩的能力,反映肌肉持续工作的能力,体现肌肉对抗疲劳的水平。

（五）肌肉的协同

任何动作都需要一组肌群的协作才能实现,肌肉在协同运动的过程中,按功能可分为原动肌、拮抗肌、固定肌和中和肌。

1. 原动肌是直接完成动作的肌群,在动作完成中起主要作用,协助完成动作及在部分关节活动范围起作用者称为副动肌。屈肘运动中,直接完成动作的肌肉有肱二头肌、肱肌、肱桡肌和旋前圆肌,它们叫作原动肌,其中主动肌是肱二头肌和肱肌,副动肌是肱桡肌和旋前圆肌。

2. 拮抗肌是与原动肌作用相反的肌群。当原动肌收缩时,拮抗肌放松或离心收缩,以保持关节活动的稳定性和动作的精确性,防止运动损伤出现。

3. 固定肌将肌肉相对固定的一端所附着的骨充分固定,参与这种固定作用的肌群称为固定肌。例如在前臂弯举时,肩关节周围肌肉就是固定肌。

4. 中和肌是限制或抵消原动肌收缩时发挥其他功能的肌肉。

(六)骨关节运动学

骨与骨之间借其周围结缔组织相连结称为关节。关节的基本结构包括关节面、关节囊和关节腔三部分,关节腔内有滑液。关节辅助结构包括关节盘、关节唇、滑膜襞和关节周围韧带,这些结构对关节稳定活动有重要作用。

1. 关节可根据运动轴数量和关节形态进行分类:

(1)单轴关节:只能绕一个运动轴在一个运动平面上运动,包括滑车关节和车轴关节。滑车关节包括指间关节、肱尺关节。近侧桡尺关节属于车轴关节,可沿垂直轴旋转。

(2)双轴关节:关节可以绕两个运动轴在两个运动平面上运动,包括椭圆关节和鞍状关节。椭圆关节如桡腕关节,可进行屈伸和尺桡偏运动。鞍状关节同样沿两轴做屈、伸运动和收、展运动,如拇指腕掌关节。

(3)多轴关节:关节可以绕三个及以上的运动轴在多个运动平面上运动,包括球窝关节和平面关节。肩关节、髋关节属于球窝关节,可在3个运动轴活动。腕骨间关节属于平面关节。

2. 关节的运动为在三个相互垂直平面上进行的单一或复合位移运动,包括以下运动形式:

(1)屈伸:关节沿冠状轴运动时,屈时相关节的两骨之间角度减小,伸时两骨之间角度增加。

(2)内收外展:关节沿矢状轴运动,内收时骨向身体正中面靠近,外展时骨远离身体正中面。

(3)旋转:关节沿垂直轴或自身纵轴旋转,如寰枢关节和肩关节。使骨的前面转向内侧为旋内,转向外侧为旋外。在前臂,将手背转向前方称为旋前,手背转向后称为旋后。

(4)环转:骨的一端在原位转动,另一端做圆周运动,多轴关节都可做环转运动,如肩关节。环转实际上是屈、伸、收、展的组合运动。

3. 关节的活动范围和稳定性 关节活动范围指运动时关节活动的角度,

也称关节活动度。测定关节活动度可反映老年人的运动功能。一般情况下，活动范围大的关节稳定性较小，活动范围小的关节稳定性较大。决定关节活动度和稳定性的因素主要有关节面的形态、关节囊的厚薄和松紧度、关节周围韧带的多少和强弱、关节周围肌群的强弱等。如肩关节的关节头大而关节盂较浅，关节面弧度差大，其活动度很大，但因关节周围的骨骼肌静力收缩使关节面紧密贴合而致不脱位。而髋关节关节头大，但髋臼深，两关节面弧度差小，关节囊厚，韧带多而强，周围又有强大的骨骼肌，所以其活动度小，稳定性较好。

四、神经学基础

神经系统是人体较为复杂的系统，由众多相互联系的神经细胞组成，在机体内控制和调节各个系统的活动。康复医学中涉及的许多评定和康复治疗技术都与神经系统有关，如病理征检查、肌电图检查、神经反射检查和神经松动术等。

（一）外周感觉神经系统

外周感觉包括浅感觉（痛觉、温度觉、触觉）和深感觉（位置觉、运动觉、震动觉）。浅感觉是脊髓丘脑前束和脊髓丘脑侧束传导的痛、温、触觉，感受器主要分布在皮肤和黏膜。深感觉是感受肌肉、肌腱和韧带等深部结构的本体感觉，活动中肢体位置的改变能刺激本体感受器引起兴奋，通过反射弧在中枢神经的调控下引发反射性活动，调整肌张力，感受肢体和身体在空间的位置，实现维持姿势和调整运动的目的。

（二）中枢神经系统对躯体运动功能的调节

人体维持姿势及完成动作，主要是在神经系统控制下由骨骼、肌肉、关节紧密配合，完成各种复杂运动。神经控制躯体也可以维持身体的各种姿势和体位，使人体能够完成各种高难度运动。

1. 脊髓对躯体运动的调节

躯体运动最基本的反射中枢在脊髓，脊髓前角灰质有大量运动神经元，既接受来自皮肤、关节、肌肉等外周传入的感觉信息，同时还接受从脑干到大脑皮层各高级中枢下传的信息，参与反射活动过程。

（1）运动单位及作用：运动单位指一个脊髓前角运动神经元及其全部神经末梢所支配的梭外肌纤维。这些肌纤维完成相同的功能活动，作为神经肌肉活动的基本功能单位。一个运动单位包括的肌纤维数目为几条至数千条，所有的肌纤维都至少受一个运动神经元的支配。运动神经元的动作电位通过神经肌肉接头与相关的肌纤维连接,引起肌纤维兴奋收缩。肌肉运动单位募集越多,肌肉的收缩力越强。

(2) 环路的反射调节

① 肌梭:是一种感受肌肉长度变化的梭形感受装置,长几个毫米,外层为一结缔组织囊。肌梭囊内一般含有6~12根肌纤维,称为梭内肌纤维,由γ运动神经元支配;而囊外的肌纤维称为梭外肌纤维,由α运动神经元支配。梭内肌纤维收缩时,肌梭对长度变化的敏感性增高;梭外肌收缩时,肌梭对牵拉刺激的敏感性降低。

② 肌梭的传入:传入纤维包括Ⅰ类传入纤维和Ⅱ类传入纤维,Ⅰ类传入纤维直径较粗,Ⅱ类传入纤维直径较细。肌梭的传出纤维主要包括α传出纤维和γ传出纤维。梭外肌纤维收缩时梭内感受装置所受牵拉刺激减少;梭内肌纤维收缩可提高肌梭内感受器的敏感性。因此γ运动神经元活动对调节牵张反射具有重要作用。

(3) 腱器官在反射中的作用:腱器官是分布在肌腱胶原纤维之间的牵张感受装置。由较细的Ⅰb类纤维支配,末梢一般只有几个分支。腱器官与梭外肌纤维呈串联关系,但功能与肌梭的功能不同。当梭外肌纤维发生等长收缩时,腱器官的传入冲动发放频率增加,肌梭的传入冲动频率不变;当梭外肌纤维发生等张收缩时,腱器官的传入冲动发放频率不变,肌梭的传入冲动频率减少;当肌肉受到被动牵拉时,腱器官和肌梭的传入冲动发放频率均增加。因此,腱器官是感受肌肉张力的感受器。一般认为,当肌肉受到牵拉时,首先引起肌梭的感受装置兴奋,其冲动经Ⅰa纤维传入中枢,α运动神经元兴奋发生牵张反射,肌肉收缩以对抗牵拉。同时兴奋腱器官,冲动经Ⅰb纤维传入中枢,通过抑制性中间神经元,抑制牵张反射。

(4) 脊髓反射:指在中枢神经系统参与下,机体对内外环境刺激的规律性应答。反射活动需要完整的反射弧,由外周感受器、传入神经、神经中枢、传出神经和效应器五个基本部分组成。在脊髓平面的反射称脊髓反射,如牵张反射、屈肌反射、对侧伸肌反射等,主要通过肌梭、高尔基腱器官等长度感受器和张力感受器来实现,同时脊髓反射受高位中枢的调控。

① 牵张反射:当骨骼肌受到外力牵拉而伸长时,能反射地引起肌肉收缩,称为牵张反射。由于牵拉的形式不同,肌肉收缩的反射效应也不相同,因此牵张反射又可分为腱反射和肌紧张两种类型。

• 腱反射是指快速牵拉肌腱时发生的牵张反射。主要发生于快肌纤维,其中枢延搁时间相当于一个突触传递所需的时间,因此是一种单突触方式。

如膝反射和跟腱反射。

　　· 肌紧张是指缓慢地持续牵拉肌腱时所发生的牵张反射。即被牵拉的肌肉发生缓慢而持久的收缩,以阻止被拉长。肌紧张是同一肌肉内不同运动单位进行交替性收缩来维持的,故肌紧张活动能持久而不易疲劳。

　　② 屈肌反射和对侧伸肌反射:刺激下肢跖部皮肤时,就可引起该肢屈曲,这种现象叫作屈肌反射。此反射是下肢皮肤受刺激后传入神经将信号传入脊髓后,兴奋性中间神经元与支配该侧屈肌的前角运动神经元发生兴奋性突触联系,使屈肌完成收缩。同时,传入神经的一些侧支又通过一个抑制性中间神经元,与支配对侧伸肌的前角运动神经元发生抑制性突触联系,使伸肌舒张。当刺激很强时,除本侧肢体发生屈曲外,还会同时引起对侧肢体伸直,对侧肢体伸直的反射叫作对侧伸肌反射。对侧伸肌反射通过脊髓中枢的交互抑制来实现。

　　2. 脑干在人体运动中的作用

　　(1) 脑干对姿势反射的调节:直立是人体经常保持的姿势,一旦常态姿势受到破坏,身体肌肉张力立即发生重新调整,以维持身体的平衡或恢复正常姿势,这种保持或调整身体空间位置的反射称姿势反射。脊髓水平的牵张反射、对侧伸肌反射是最简单的姿势反射。脑干部位的翻正反射是姿势反射的重要组成部分。此外,大脑的平衡反应也参与姿势反射的调节。

　　(2) 脑干网状结构对肌紧张的调节:从延髓、脑桥、中脑直至丘脑底部这一脑干中央部分的广泛区域中,神经细胞和神经纤维交织在一起呈网状,称网状结构。网状结构上行系统形成非特异性传入系统,接收来自全身各部位的传入冲动,通过许多突触由丘脑的非特异投射系统传至大脑皮层。网状结构下行系统形成网状脊髓束,构成锥体外系重要组成部分。其中,脑干网状结构下行易化系统对肌紧张起易化作用,脑干网状结构下行抑制系统对肌紧张起抑制作用。脑干网状结构还接收来自小脑、基底神经节、丘脑和大脑皮质等处的传入纤维。因此,脑干网状结构是大脑高位中枢和脊髓低位中枢的中间联络枢纽。

　　3. 小脑和基底神经节在运动控制中的作用

　　(1) 小脑在运动控制中的作用:小脑是重要的运动控制调节中枢,其本身不引发动作,但对动作起共济协调作用,可以调节肌紧张,控制躯体姿势和平衡,协调感觉运动和参与运动学习过程。在学习精细运动的过程中,大脑皮质和小脑之间不断进行环路联系,同时小脑不断接收感觉传入冲动信息,逐步纠正运动中的偏差,协调精细运动。

（2）基底神经节在运动控制中的作用：基底神经节位于大脑皮质下，紧靠丘脑背外侧，由尾状核、壳核、苍白球、丘脑底核、中脑黑质核红核组成。它接收来自感觉运动皮质的信号，并将信号加工后传送到脑干网状结构，再下行到脊髓。它是调节运动的主要皮质下结构，有调节运动功能的重要作用，它与随意运动的稳定性、肌紧张的控制、运动程序和本体感觉传入冲动信息的处理有关。它为一切运动提供必要的"配合活动"。

4. 大脑皮质在运动控制中的作用

（1）皮质运动区的功能特征：大脑皮层的基本区域与躯体运动功能有比较密切的关系。在灵长类动物中，中央前区的 4 区和 6 区是控制躯体运动的运动区。运动区有下列功能特征：① 对躯体运动的调节支配具有交叉的性质，即一侧皮层主要支配对侧躯体的肌肉。这种交叉性质不是绝对的，例如头面部肌肉的支配多数是双侧性的。② 具有精细的功能定位，即一定部位皮层的刺激引起一定肌肉的收缩。功能代表区的大小与运动的精细复杂程度有关；运动愈精细而复杂的肌肉，其代表区也愈大。③ 从运动区的上下分布来看，其定位安排呈身体的倒影：下肢代表区在顶部（膝关节以下肌肉代表区在皮层内侧面），上肢代表区在中间部，头面部肌肉代表区在底部（头面部代表区内部的安排仍为正立而不倒置）。

（2）锥体束：它是由皮质运动区锥细胞发出的神经，经内囊处汇聚成束下行，止于脑干神经核运动神经元（皮质脑干束）和脊髓运动神经元及中间神经元（皮质脊髓束），在锥体束下行过程中一部分交叉至对侧。锥体束的主要功能是调节脊髓前角运动神经元和中间神经元的兴奋性，易化或抑制由其他途径引起的活动，特别是快速随意控制肌肉的精细运动。锥体束损害可造成随意运动功能丧失、肌张力低下、手的精细运动功能丧失。

（3）锥体外系：是指除锥体束以外，主管控制躯体运动功能的所有运动纤维通路。锥体外系起源于大脑皮质，下行终止于皮质下纹状体、小脑、丘脑、脑桥和网状结构等部位，由这些部位分别发出的红核脊髓束、顶盖脊髓束、前庭脊髓束和网状脊髓束下至脊髓，支配脊髓的运动神经元。锥体外系的特点是不经过延髓锥体，作用不能直接迅速抵达下运动神经元，不能引起肌肉的随意收缩，只是影响运动的协调性、准确性。此外，锥体外系还通过影响肌张力来维持人体的正常姿势。只有在锥体外系使肌肉保持适宜的紧张度和协调的情况下，锥体束才能完成肌肉的精细活动。大脑皮层的运动冲动沿着上述两条通路下行，二者互相协调，完成机体整体性的复杂随意运动。

（4）大脑对低位中枢的调节：大脑是神经系统的高位中枢，小脑、脑干、脊髓是大脑的低位中枢。正常情况下,低位中枢受高位中枢的控制。高位中枢通过消除抑制或抑制脊髓上抑制或兴奋脊髓上兴奋,使脊髓反射活动易化产生运动;高位中枢也可抑制脊髓上兴奋或兴奋脊髓上抑制,减弱脊髓反射活动而使运动减弱来实现对低位中枢的调节。

五、中枢神经系统的可塑性

中枢神经系统为了主动适应外界环境各种变化并且对外界环境变化做出反应而发生结构和功能的改变,并维持一定时间,这种变化就是神经的可塑性。这包括后天的差异损伤及环境对神经系统的影响。神经系统的可塑性决定了机体对内外环境刺激发生行为改变的反应能力和功能的代偿。影响中枢神经系统可塑性的因素很多,包括内在因素和外在因素。

(一)内在因素

神经生长因子、成纤维细胞生长因子、脑源性神经营养因子等主要作用于细胞上的受体来调控神经细胞的存活、分化、生长和凋亡。此外,一些有关神经可塑性的免疫因子如肿瘤坏死因子、白细胞介素等对中枢神经系统修复有双向调节作用。

(二)外在因素

已发现和证实对神经功能恢复有重要影响的外在因素包括药物作用、环境效应、电磁场作用等。临床资料证实,通过运动治疗中的神经肌肉促进技术等康复治疗方法,可以加强对外周感觉的刺激和中枢反射的调控,是促进脑可塑性的重要手段,能够改善神经功能缺损患者的躯体功能,提高生活能力。

第二节 康复护理学相关理论

一、理论结构

奥瑞姆(Orem)通过 20 余年的临床护理和临床管理等多方面实践积累,创立了整体综合性的护理理论——自我护理模式。奥瑞姆自我护理模式主要围绕护理的目标,即最大程度维持及促进服务对象自我护理,包括三个相关理论结构,即自我护理理论结构、自我护理缺陷理论结构和护理系统理论结构,分别关注"人有哪些自我护理需求?""何时需要护理?""怎样通过护理系统帮助个体,满足其治疗性自我护理需求?"的问题。

二、自我护理理论

自我护理是人类个体为保证生存,维持和增进健康而创造和采取的行为。自我护理理论强调以自我照护为中心,目标是使个体担负起自我照护的责任。

（一）自我护理

自我护理是个体自发的调节行为和自我照顾活动,是一种通过学习或经他人指导帮助而获得的连续的、有意识的行为。

（二）自我照护能力（self-care agency）

自我照护能力是指个人完成自我护理行为的能力,即人的自我护理的能力,是一个身心发展趋于成熟或已成熟的人的一种综合能力。护理关心的是个体自我护理能力能否满足自我护理需要。

（三）治疗性自我护理需要

治疗性自我护理需要是指个体在某阶段自我护理需要的总和。包括:一般的自我护理需要、发展的自我护理需要、健康不佳时的自我护理需要。一般的自我护理需要包括:① 摄入足够的空气、水分及食物;② 维持良好的排泄功能;③ 保持活动与休息的平衡;④ 满足社会交往的需要;⑤ 避免有害因素对机体的刺激;⑥ 促进人的整体功能与发展的需要。发展的自我护理需要指在人生长发展过程各阶段产生的特殊需要,如青春期、怀孕期、更年期产生的需要和在发展过程中出现不利情况时引发的需求,如丧亲、失业等产生调整、应对的需要。健康不佳时的自护需要指个体发生疾病、伤残以及特殊病理变化,或在诊疗过程中因诊断性或治疗性措施导致的需要。如因化疗引起的呕吐干预措施的需要,结肠癌人工肛门术后造口的清洁需要等。

三、自我护理缺陷理论

（一）自我护理缺陷（self-care deficit）

自我护理缺陷是指自我护理力量、能力不足以满足自我护理需要。当自我护理需要小于或等于个体的自我护理能力时,人就能进行自我护理活动。个体的自我护理能力小于自我护理需要时就会出现自我护理不足,这种现象可以是目前已存在或将出现的,也可以是潜在的。自我护理不足包括两种情况:一种是个体的自我护理能力无法全部满足自我护理需要,另一种是照顾者的自我护理能力无法满足被照顾者的自我护理需要。该理论是自我护理模式的核心,明确指出了护理工作的范围。存在与健康有关的自我护理能力缺陷的个体是护理的重点对象。

（二）护理力量

是受过专业教育或培训的护士必须具备的综合素质,包括护士在行为上和智力上的双重能力以及应用专业知识的技能和经验,即了解患者的自我护理需要及护理力量,并采取行动帮助患者,通过执行或提高患者的自我护理力量来满足其自我护理需要。护理力量的结构成分与自我护理力量的成分相似,同时还包括执行护理程序必需的知识和技能。

四、护理系统理论

护理系统是在个体出现自我护理缺陷时护理活动的体现,是依据患者的自我护理需要和个体的自我护理能力制订的。理论所涉及的系统有 3 个,即全部补偿护理系统、部分补偿护理系统、支持-教育护理系统。根据上一阶段患者的自我护理需要和自我护理能力之间的关系来选择相应的系统。

（一）全部补偿护理系统

指个体没有能力进行自我护理活动或医嘱限制这些活动,需要护士给予全面的帮助,即由护士负责照顾患者以满足其全部需要。护士必须"替"这类患者做所有的事,以满足其治疗性自我护理需要。该系统将患者分为 3 种类型:① 患者在精神和体力上均没有能力自理,不能参与任何形式的自我护理活动。如昏迷、全麻未清醒的患者。② 患者神志清楚,能意识到自己的自理需要但体力上不能完成,或医嘱限制其活动。如心肌梗死急性期患者。③ 患者具备完成自理活动所需的体力,但因精神障碍,无法对自护需要做出判断。如智障患者。

（二）部分补偿护理系统

指在满足患者治疗性自理需要的过程中,患者有能力进行一部分自我护理活动,但另一部分需要护士提供护理来完成。护士的活动包括:完成患者的部分自我护理,补偿患者自我护理的不足,必要时提供帮助等。患者的活动包括:完成部分自我护理活动,调整自我护理能力,接受护士的照顾和帮助等。如下肢骨折的患者手术后,自己可以进食、洗脸,但需要护士协助如厕、下床活动等。

患者无法独立完成自我护理的主要原因是:① 因病情或治疗需要,活动能力受限;② 缺乏自我护理所需的知识和技能;③ 心理上未做好学习或履行某些自我护理行为的准备,如刚经历过手术的患者需要生活护理的协助等。

（三）支持-教育护理系统

指患者能进行自理活动，但必须由护士提供咨询、指导和教育才能完成。如糖尿病患者，需要在护士的指导下，正确控制饮食、运动、情绪，监测血糖和注射胰岛素等。

自我护理模式拓展了护理临床实践的领域，是护理实践中应用最广泛的理论。自我护理模式的护理程序运用于康复患者，尤其脑卒中偏瘫患者和脊髓损伤患者、糖尿病患者、器官移植患者、慢性病患者、危重症患者等，收到的成效证实了自我护理模式的实用性和可操作性。

五、康复护理程序

护理程序是指导护理人员以满足护理对象的身心需要，恢复或增进护理对象的健康为目标，运用系统方法实施计划性、连续性、全面整体护理的一种理论与实践模式。康复护理程序的基本步骤包括评估、计划、实施和评价。

（一）评估

护理评估是康复护理活动过程中有计划、有目的、系统地收集患者资料的过程。根据收集到的资料信息对护理对象和相关事物做出推断，找出自我护理的缺陷及原因，从而为护理活动提供基本依据，判断患者是否需要护理帮助。护理评估准确与否直接影响到护理措施的实施，关系到为患者解决问题的实效。

评估内容包括生理、心理，社会文化、发展及精神等诸多方面的资料，了解患者病史、生活习惯、家庭情况、文化背景、社会背景、现在功能残存情况、日常生活活动能力、心理状态及有无并发症等并进行评估，采用系统地观察、交谈、护理体检、查阅记录等评估方法确定"为什么这位患者需要护理照顾？"即评估、判断患者的治疗性自理需要，以及患者的自我护理能力。护理诊断可提出如下问题：患者的自我护理缺陷是什么？是什么原因造成的？自我护理能力有哪些潜力？能否发挥其潜力等等。

（二）计划

根据评估结果设计提供护理照顾的方案，根据患者健康状况及其自理能力选择护理系统，共同制订出康复计划、康复护理方法、措施（如良肢位摆放、关节被动活动、心肺功能训练、日常生活活动能力的训练等）、实施方案的时间安排、先后顺序。Orem 将有效的护理方法归纳为五个方面：① 替患者做；② 指导患者怎么做；③ 为患者提供身心支持；④ 提供一个增进患者健康的环境；⑤ 教育患者。选择恰当的护理系统，在此框架下以马斯洛需要层次论为指导来制订护理计划。制订计划时应按护理问题的重要性和紧迫性列出其首优、中优、次优,一般把威胁生命的问题放在首位,其他的依次排列,这样护士就可有重点、有计划地安排工作。

（三）实施

实施阶段是患者能否取得康复效果的关键。根据计划,应用护理力量来帮助患者满足自我护理需要。护士提供恰当的护理措施对患者生活起居、饮食、病情、情志等方面给予护理,发挥整体护理优势,实施个性化护理,有效减轻患者痛苦,缩短病程,及时有效地防止并发症的发生。目的在于克服患者自护能力的不足,弥补患者可能出现的自我护理缺陷,提高患者的自我护理能力。

1. 实施方法

（1）直接提供护理:即按计划对护理对象进行照顾。

（2）协调和计划整体护理的内容,将计划中的各项护理活动分工,落实任务。

（3）指导和咨询:对护理对象及其家属进行教育和咨询,并让他们参与到护理活动中,发挥其积极性,使其掌握疾病相关知识,达到自我护理的目的。

2. 实施阶段的工作内容

（1）继续收集资料,不断发现新的护理问题,重新评估护理对象,制订新的计划和措施。

（2）按计划执行护理措施。

（3）完成口头交班和书面交班报告,24 h内护理程序的执行是连续的,所以必须进行交班,以交流护理活动。

（4）书写护理记录。

（四）评价

评价是有计划地、系统地将患者的健康现状与预期护理目标进行比较的活动。在护理程序实施的过程中,继续收集资料,评价护理目标的实现情况,修改或者终止计划,从而对选择的护理系统做出改变。

老年综合评估常用量表

附表 1　Barthel 指数量表（BI）

日常活动项目	完全独立	需部分帮助	需极大帮助	完全依赖他人	得分
进餐	10	5	0	—	
洗澡	5	0	—	—	
修饰	5	0	—	—	
穿衣	10	5	0	—	
大便控制	10	5	0	—	
小便控制	10	5	0	—	
如厕	10	5	0	—	
床椅转移	15	10	5	0	
平地行走	15	10	5	0	
上下楼梯	10	5	0	—	

总分：　　　分

评分结果可分为 4 个等级：

0 级＝生活自理：100 分，日常生活活动能力良好，不需他人帮助。

Ⅰ级＝轻度功能障碍：99～61 分，能独立完成部分日常活动，但需一定帮助。

Ⅱ级＝中度功能障碍：60～41 分，需要极大帮助才能完成日常生活活动。

Ⅲ级＝重度功能障碍：≤40 分，大部分日常生活活动不能完成或完全需人照料。

附：评分细则

1. 进食　指用合适的餐具将食物由容器送到口中，包括用筷子、勺子或叉子取食物，对碗（碟）的把持，咀嚼，吞咽等过程。

10 分：可独立进食（在合理的时间内独立进食准备好的食物）。

5 分：需部分帮助（前述某个步骤需要一定帮助）。

0 分：需极大帮助或完全依赖他人。

2. 洗澡

5分:准备好洗澡水后,可自己独立完成。

0分:在洗澡过程中需他人帮助。

3. 修饰 包括洗脸、刷牙、梳头、刮脸等。

5分:可独立完成。

0分:需他人帮助。

4. 穿衣 包括穿脱衣服、系扣子、拉拉链、穿脱鞋袜、系鞋带等。

10分:可独立完成。

5分:需部分帮助(能自己穿或脱,但需他人帮助整理衣物、系扣子、拉拉链、系鞋带等)。

0分:需极大帮助或完全依赖他人。

5. 大便控制

10分:可控制大便。

5分:偶尔失控。

0分:完全失控。

6. 小便控制

10分:可控制小便。

5分:偶尔失控。

0分:完全失控。

7. 如厕 包括擦净、整理衣裤、冲水等过程。

10分:可独立完成。

5分:需部分帮助(需他人搀扶、需他人帮忙冲水或整理衣裤等)。

0分:需极大帮助或完全依赖他人。

8. 床椅转移

15分:可独立完成。

10分:需部分帮助(需他人搀扶或使用拐杖)。

5分:需极大帮助(较大程度上依赖他人搀扶和帮助)。

0分:完全依赖他人。

9. 平地行走

15分:可独立在平地上行走45 m。

10分:需部分帮助(需他人搀扶,或使用拐杖、助行器等辅助用具)。

5分:需极大帮助(行走时较大程度上依赖他人搀扶,或坐在轮椅上自行在平地上移动)。

0分:完全依赖他人。

10. 上下楼梯

10分:可独立上下楼梯。

5分:需部分帮助(需扶楼梯、他人搀扶,或使用拐杖等)。

0分:需极大帮助或完全依赖他人。

附表 2　改良 Barthel 指数评定表

项目	评分标准	得分
大便	0＝失禁或昏迷 5＝偶尔失禁（每周＜1 次） 10＝能控制	
小便	0＝失禁、昏迷或需他人导尿 5＝偶尔失禁（每 24 h＜1 次，每周＞1 次） 10＝控制	
修饰	0＝需帮助 5＝独立洗脸、梳头、刷牙、剃须	
如厕	0＝依赖别人 5＝需部分帮助 10＝自理	
进食	0＝依赖 5＝需部分帮助（切面包、抹黄油、夹菜、盛饭） 10＝全面自理	
转移	0＝完全依赖（需 2 人以上帮助或用升降机，不能坐） 5＝需 2 人或 1 个强壮、动作娴熟的人帮助 10＝需要少量（1 人）帮助或语言指导 15＝自理	
活动	0＝不能动 5＝在轮椅上独立行动 10＝需 1 人帮助步行（体力或语言指导） 15＝自理	
穿衣	0＝依赖 5＝需一半帮助 10＝自理（系开纽扣、开关拉链、穿脱鞋及乳罩）	
上下楼梯	0＝不能 5＝需帮助（体力或语言指导） 10＝自理	
洗澡	0＝依赖 5＝自理	
总分：	分	

ADL 能力缺陷程度分级：

0～20：极严重功能缺陷；25～45：严重功能缺陷；50～70：中度功能缺陷；75～95：轻度功能缺陷；100：ADL 自理。

ADL 自理程度分级：

0～35 分：基本完全辅助；35～80 分：轮椅生活部分辅助；80 分：轮椅自理水平；80～100 分：ADL 大部分自理；100 分：ADL 完全自理。

评估时应注意：

① 在适当的时间和安全环境中进行，评估从简单、容易的项目开始，逐渐过渡到较复杂、困难的项目。

② 尽量以直接观察法为主，在评估一些不便完成或较难控制的动作时，可询问患者或其家属。

③ 评估患者的真实能力，应记录患者能做什么。只要患者无须他人帮助，虽用辅助器也可归类为自理。

④ 评估结果反映患者 24 h 内完成情况。

附表3　工具性日常生活活动能力量表（Lawton IADLs）

项目	能力	评分
使用电话能力	能主动打电话,能查号、拨号	1
	能拨打几个熟悉的号码	1
	能接电话,但不能拨号码	1
	根本不能用电话	0
购物	能独立进行所有需要的购物活动	1
	仅能进行小规模的购物	0
	任何购物活动均需要陪同	0
	完全不能进行购物	0
备餐	独立计划、烹制和取食足量食物	1
	如果提供原料,能烹制适当的食物	0
	能加热和取食预加工的食物,或能准备食物	0
	需要别人帮助做饭和用餐	0
整理家务	能单独持家,或偶尔需要帮助(如重体力家务需家政服务)	1
	能做一些轻的家务,如洗碗、整理床铺	1
	能做一些轻的家务,但不能做到保持干净	1
	所有家务活动均需要在帮忙的情况下完成	1
	不能做任何家务	0
洗衣	能洗自己所有的衣服	1
	能洗小的衣物,漂洗短袜以及长筒袜等	1
	所有衣物必须由别人洗	0
使用交通工具	能独立乘坐公共交通工具或独自驾车	1
	能独立乘坐出租车并安排自己的行车路线,但不能坐公交车	1
	在他人帮助或陪伴下能乘坐公共交通工具	1
	仅能在他人陪伴下乘坐出租车或汽车	0

续表

项目	能力	评分
个人服药能力	能在正确的时间服用正确剂量的药物	1
	如果别人提前把药物按单次剂量分好,自己可以正确服用	0
	不能自己服药	0
理财能力	能独立处理财务问题(做预算、写支票、付租金和账单、去银行),收集和适时管理收入情况	1
	能完成日常购物,但到银行办理业务和大宗购物等需要帮助	1
	无管钱能力	0
总分:	分	

总分 0~14 分,分值越高,提示受试者功能性日常生活能力越高。

评估时应注意:

① 评估前应与评估对象充分交谈,强调评估目的。

② 评估时按表格逐项询问,或可根据家属、护理人员等知情人的观察确定。

③ 对于无从了解或从未做过的项目,另外记录。

④ 评估应以最近 1 个月的表现为准。

附表 4　Berg 平衡量表（BBS）

检查项目	指令	得分
1. 从坐到站	请站起来,尝试不要用手支撑(用有扶手的椅子)。 4＝不用手扶能够独立地站起并保持稳定 3＝用手扶着能够独立地站起 2＝几次尝试后自己用手扶着站起 1＝需要他人较少的帮助才能够站起或保持稳定 0＝需要他人中度或大量的帮助才能够站起或保持 　　稳定	
2. 无支撑站立	请在无支撑的情况下站好 2 min 4＝能够安全地站立 2 min 3＝在监护下能够站立 2 min 2＝在无扶持的条件下能够站立 30 s 1＝需要若干次尝试才能无扶持地站立 30 s 0＝无扶持时不能站立 30 s	
3. 无支撑坐位	请手臂交叉坐 2 min。 4＝能够安全地保持坐位 2 min 3＝在监护下能够保持坐位 2 min 2＝能坐 30 s 1＝能坐 10 s 0＝没有靠背支持不能坐 10 s	
4. 从站到坐	请坐下。 4＝少量用手帮助安全地坐下 3＝借助于双手能够控制身体的下降 2＝用小腿后部顶住椅子来控制身体的下降 1＝独立地坐,但不能控制身体的下降 0＝需要他人帮助坐下	
5. 转移	摆好椅子,让受检者转移到有扶手的椅子上及无扶手的椅子上。可以使用两把椅子(一把有扶手,一把无扶手)或一张床及一把椅子。 4＝稍用手扶就能够安全地转移 3＝绝对需要用手扶着才能够安全地转移 2＝需要口头提示或监护才能够转移 1＝需要一个人帮助 0＝为了安全,需要两个人帮助或监护	
6. 无支持闭目站立	请闭上眼睛站立 10 s。 4＝能够安全地站立 10 s 3＝监护下能够安全地站立 10 s 2＝能站 3 s 1＝站立稳定,但闭眼不能达 3 s 0＝为了不摔倒而需要两个人帮助	

续表

检查项目	指令	得分
7. 双脚并拢无支持站立	请你在无帮助情况下双脚并拢站立。 4＝能够独立地将双脚并拢并安全地站立 1 min 3＝能够独立地将双脚并拢并在监护下站立 1 min 2＝能够独立地将双脚并拢站立,但不能保持 30 s 1＝需要别人帮助将双脚并拢,但能够双脚并拢站 15 s 0＝需要别人帮助将双脚并拢,双脚并拢立不能保持 15 s	
8. 站立情况下双上肢前伸并向前移动	将上肢向前抬高 90°,将手指伸直并尽可能向前伸。上肢上举 90°后将尺子放在手指末端。手指前伸时不能触及尺子。记录受检者经最大努力前倾使手指前伸的距离。如果可能,让受检者双上肢同时前伸以防止躯干旋转。 4＝能够向前伸出＞25 cm 3＝能够安全地向前伸出＞12 cm 2＝能够安全地向前伸出＞5 cm 1＝上肢能够向前伸出,但需要监护 0＝在向前伸手指时失去平衡或需要外部支持	
9. 站立位时从地面捡起物品	捡起置于脚前的鞋子。 4＝能够轻易地且安全地将鞋捡起 3＝能够将鞋捡起,但需要监护 2＝伸手向下达距离鞋 2～5 cm 处,且独立地保持平衡,但不能将鞋捡起 1＝试着做伸手向下捡鞋的动作时需要监护,但仍不能将鞋捡起 0＝不能试着做伸手向下捡鞋的动作,或需要帮助免于失去平衡或摔倒	
10. 站立位转身向后看	把头转向左边,往正后方看。然后向右边重复一次。检查者在受检者正后方举一物供其注视,以鼓励患者转头的动作更流畅 4＝从双侧向后看,重心转移良好 3＝仅能从一侧向后看,另一侧重心转移较差 2＝仅能转向侧面,但可以维持身体平衡 1＝转身时需要监护 0＝需要帮助以防身体失去平衡或摔倒	

续表

检查项目	指令	得分
11. 转身 360°	旋转完整 1 周,暂停,然后从另一方向旋转完整 1 周。 4＝从两个方向均能在≤4 s 的时间内安全地转身 360° 3＝仅能从一个方向在≤4 s 的时间内安全地转身 360° 2＝能够安全地转身 360°但动作缓慢 1＝转身时需要密切监护或口头提示 0＝转身时需要帮助	
12. 无支持站立时将一只脚放在台阶或凳子上	请交替抬腿将脚踏在台阶或踏板上,连续做直到每只脚接触台阶(踏板)4 次,共 8 步。 4＝能够安全且独立地站立,在 20 s 内完成 8 步 3＝能够独立地站立,完成 8 步的时间＞20 s 2＝无须辅助工具,在监视下能够完成 4 步 1＝需要少量帮助能够完成＞2 步 0＝需要帮助以防止摔倒或完全不能做	
13. 一脚在前无支持站立	将一只脚放在另一只脚的正前方。如果这样不行,可扩大步幅,前脚后跟应在后脚脚趾的前面(在评定 3 分时,步幅超过另一只脚的长度,宽度接近正常人走步宽度)。 4＝能够独立地将双脚一前一后地排列(无间距)并保持 30 s 3＝能够独立地将一只脚放在另一只脚的前方(有间距)并保持 30 s 2＝能够独立地迈一小步并保持 30 s 1＝向前迈步需要帮助,但能够保持 15 s 0＝迈步或站立时失去平衡	
14. 单腿站立	无帮助情况下尽最大努力单腿站立。 4＝能够独立抬腿并保持单腿站立＞10 s 3＝能够独立抬腿并保持单腿站立 5～10 s 2＝能够独立抬腿并保持单腿站立＞3 s 1＝试图抬腿不能保持 3 s,但可以维持独立站立 0＝不能抬腿或需要帮助以防摔倒	

总分: 分

注意事项:

检查工具包括秒表、尺子、椅子、小板凳和台阶。测试用椅子的高度要适当。

评分标准及临床意义:

最高分 56 分,最低分 0 分,分数越高平衡能力越强。0～20 分:平衡功能差,患者需要乘坐轮椅;21～40 分:有一定平衡能力,患者可在辅助下步行;41～56 分:平衡功能较好,患者可独立步行;＜40 分提示有跌倒的危险。

附表 5　Tinetti 平衡与步态量表（Tinetti Balance and Gait Analysis）

平衡和步态评估前均需要准备：① 评估环境干净、明亮，行走的路面防滑平整。② 一把结实的无扶手的椅子。③ 测评表、笔、秒表、步态带等工具。④ 提前告知患者穿舒适的鞋子和轻便的衣服；测评前先将整个流程告知患者，测试时尽可能紧跟患者，以便提供必要的支持。

一、平衡测试

测试前，患者坐在没有扶手的硬椅子上；考虑到后退的危险性，如果从后方拉患者可能更安全。

项目	评分标准	得分
1. 坐位平衡	0＝斜靠或从椅子上滑下 1＝稳定	
2. 起身	0＝没有帮助就无法完成 1＝用胳膊帮助才能完成 2＝不用胳膊就能完成	
3. 试图起身	0＝没有帮助就无法完成 1＝需要尝试 1 次以上才能完成 2＝1 次尝试就能完成	
4. 立即站起来时（站起的头 5 s）的平衡功能	0＝不稳（摇晃、移动脚步、明显躯干摆动） 1＝稳定，但是需要助行器、手杖或抓住其他物体支撑 2＝稳定，不需要助行器、手杖或抓住其他物体支撑	
5. 坐下时平衡	0＝不稳 1＝稳定，但是两脚距离较宽［足跟中点间距离＞4 英寸（1 英寸＝2.54 cm）］，或使用手杖、助行器或其他物体支撑 2＝稳定，两脚距离较窄，且不需要支撑	
6. 轻推（患者双脚尽可能靠拢站立，用手轻推 3 次）	0＝开始就会摔倒 1＝摇晃并要抓东西，但是只抓自己 2＝稳定	
7. 闭眼（同第 6 姿势）	0＝不稳 1＝稳定	
8. 转身 360°	0＝不连续的步骤 1＝不稳定（手臂及身体摇晃） 2＝稳定	
9. 坐下	0＝不安全 1＝用胳膊或动作不连贯 2＝安全且动作连贯	

总分：　　　　分

二、步态测试

项目	评分标准	得分
1. 起步	0＝有迟疑,或须尝试多次方能启动 1＝正常启动	
2. 抬脚高度	a. 左脚跨步 0＝脚拖地,或抬高>1~2英寸 1＝脚完全离地,但抬高≤1~2英寸	
	b. 右脚跨步 0＝脚拖地,或抬高>1~2英寸 1＝脚完全离地,但抬高≤1~2英寸	
3. 步长	a. 左脚跨步 0＝跨步的脚未超过站立的对侧脚 1＝跨步的脚超过站立的对侧脚	
	b. 右脚跨步 0＝跨步的脚未超过站立的对侧脚 1＝跨步的脚超过站立的对侧脚	
4. 步态对称性	0＝两脚步长不等 1＝两脚步长相等	
5. 步伐连续性	0＝步伐与步伐之间不连续或中断 1＝步伐连续	
6. 走路路径(行走大约 3 m)	0＝明显偏移到某一边 1＝轻微/中度偏移或使用步行辅具 2＝走直线,且不需步行辅具	
7. 躯干稳定	0＝身体有明显摇晃或需使用步行辅具 1＝身体不晃,但需屈膝、屈背或张开双臂以维持平衡 2＝身体不晃,无屈体,不需张开双臂或使用辅具	
8. 步宽(脚跟距离)	0＝脚跟分开(步宽大) 1＝走路时两脚跟几乎靠在一起	

总分： 分

评估时应注意：

① 始终站在患者的身边；准备好随时帮助患者稳定身体,防止其跌倒；一旦患者跌倒应及时搀扶并帮助他坐在椅子上。② 根据患者的情况适当使用步态带。③ 各项目测评过程中尽量不使用步行辅助器。

Tinetti 量表包括平衡和步态测试两部分,满分 28 分。其中平衡测试有 9 个项目,满分 16 分,步态测试共有 8 个项目,满分 12 分。Tinetti 量表测试一般要 15 分钟,如果得分少于 24 分,表示有平衡功能障碍；如果少于 15 分,表示有跌倒的危险性。

附表 6　Morse 跌倒风险评估量表（MFS）

项目	评分标准		得分
1. 近 3 月有无跌倒史	0＝无	25＝有	
2. 1 个以上疾病诊断	0＝无	15＝有	
3. 行走辅助	0＝不需要/完全卧床/有专人扶持		
	15＝拐杖/手杖/助行器		
	30＝倚扶家具行走		
4. 静脉输液/置管/使用特殊药物	0＝无		
	20＝有		
5. 步态	0＝正常/卧床不能移动/轮椅代步		
	10＝虚弱乏力		
	20＝平衡失调/不平衡		
6. 认知状态	0＝了解自己的能力,量力而行		
	15＝高估自己的能力/忘记自己受限制/意识障碍/躁动不安/沟通障碍/睡眠障碍		

总得分:　　　分

评分细则:

1. 行走时需要的辅助物　患者使用"T"形拐杖/手杖/学步车则评分为 15 分;如果患者行走不需要任何物品辅助而步态自然,或使用轮椅,或患者卧床休息不能起床活动,或由护士协助活动而不需要辅助评分为 0 分。

2. 留有静脉内置管　患者正在进行静脉内治疗(留有静脉内置管)或使用药物治疗(麻醉药、抗组胺药、抗高血压药、镇静催眠药、抗癫痫抗痉挛药、轻泻药、利尿药、降糖药、抗抑郁抗焦虑药、抗精神病药)均评分为 25 分,没有为 0 分。

3. 患者步态　正常步态或卧床休息:评分为 0 分,患者自然挺胸,肢体协调。患者年龄超过 65 岁或存在体位性低血压:评分为 10 分。乏力:评分为 10 分,患者可自行站立,但迈步时感觉下肢乏力或无力,需要辅助物品支撑。损伤步态:评分为 20 分,患者主要表现为从椅子上站立困难,站立后低头,眼睛看地板,患者平衡差,下肢颤抖,当护士协助患者行走时发现患者关节强直,小步态或患者不抬腿或拖着脚走。

4. 精神状况　患者表现为意识障碍、躁动不安、沟通障碍、睡眠障碍或是患者非常自信,对护士的评估提醒漠视均为 15 分;正常为 0 分。

跌倒风险分级:

总分 0~24 分表示有低度跌倒危险,25~45 分表示有中度跌倒危险,>45 分表示有高度跌倒危险。

附表7   托马斯跌倒风险评估量表（STRATIFY）

序号	项目	得分	
1	最近一年内或住院中发生过跌倒	2＝是	1＝否
2	意识欠清、无定向感、躁动不安（任一项）	2＝是	1＝否
3	主观视觉不佳,影响日常生活能力	2＝是	1＝否
4	需上厕所（如尿频、腹泻）	2＝是	1＝否
5	活动无耐力,只能短暂站立,需协助或使用辅助器才可下床	2＝是	1＝否

总分: 分

评分标准:每个条目肯定计1分（是＝1分）,否定计0分（否＝0分）。总分5分,得分大于2分即定义为高危跌倒患者。

附表8   老年人跌倒风险评估表（FRASE）

项目		权重	得分	项目		权重	得分
运动	步态异常/使用假肢	3		用药史	新药	1	
	行走需要辅助设施	3			心血管药物	1	
	行走需要旁人帮助	3			降压药	1	
跌倒史	有跌倒史	2			镇静、催眠药	1	
	因跌倒住院	3			戒断治疗	1	
精神不稳定状态	谵妄	3			糖尿病用药	1	
	痴呆	3			抗癫痫药	1	
	兴奋/行为异常	2			麻醉药	1	
	意识恍惚	3			其他	1	
自控能力	大便/小便失禁	1		相关病史	精神科疾病	1	
	频率增加	1			骨质疏松症	1	
	保留导尿	1			骨折史	1	
感觉障碍	视觉受损	1			低血压	1	
	听觉受损	1			药物/乙醇戒断	1	
	感觉性失语	1			缺氧症	1	
	其他情况	1			年龄80岁及以上	3	
睡眠情况	多醒	1					
	失眠	1					
	夜游症	1					

评分标准:1～2分为低危,3～9分为中危,≥10分为高危。

附表9　标准吞咽功能评价量表（SSA）

第一步:初步评价

项目	评分标准			得分
意识水平	1=清醒 2=嗜睡,可唤醒并做出言语应答 3=呼唤有反应,但闭目不语 4=仅对疼痛刺激有反应			
头部和躯干部控制	1=能正常维持坐位平衡 2=能维持坐位平衡但不能持久 3=不能维持坐位平衡,但能部分控制头部平衡 4=不能控制头部平衡			
舌的活动范围是否对称	1=正常	2=异常		
唇控制(唇闭合)	1=正常	2=异常		
呼吸方式	1=正常	2=异常		
声音强弱(发[a]、[i]音)	1=正常	2=减弱	3=消失	
咽反射	1=正常	2=减弱	3=消失	
自主咳嗽	1=正常	2=减弱	3=消失	
合计:　　　　分				

第二步:饮一匙水（量约5 ml）,重复3次

口角流水	1=没有/1次	2=>1次	
吞咽时有喉部运动	1=有	2=没有	
吞咽时有反复的喉部运动	1=没有/1次	2=>1次	
咳嗽	1=没有/1次	2=>1次	
声音质量	1=正常	2=改变	3=消失
合计:　　　　分			

　　附注:如果该步骤的3次吞咽中有2次正常或3次完全正常,则进行下面第三步。

第三步:饮一杯水（量约60 ml）

能够全部饮完	1=是	2=否	
咳嗽	1=无/1次	2=>1次	
哽咽	1=无	2=有	
误咽	1=无	2=可能	3=有
声音质量	1=正常	2=改变	3=消失
合计:　　　　分			

　　该量表的最低评分为18分,最高评分为46分。分数越高,说明吞咽功能越差。

附表 10 Gugging 吞咽功能评估量表（GUSS）

第一步：初步检查/间接吞咽测试（患者取坐位，床头抬高至少 60°）

评分标准		是	否
警惕（患者是否有能力保持 15 min 注意力）		1 □	0 □
主动咳嗽/清嗓子（患者应该咳嗽或清嗓子 2 次）		1 □	0 □
吞咽口水	成功吞咽	1 □	0 □
	流口水	0 □	1 □
	声音改变（嘶哑、过水声、含糊、微弱）	0 □	1 □
合计		1～4 分进一步检查；5 分进行第二步	

第二步：直接吞咽测试（材料：水、茶匙、食物添加剂、面包）

评分标准		按下面的顺序：		
		1→	2→	3→
		糊状食物*	液体食物**	固体食物***
吞咽	不能 延迟（>2 s,固体>10 s） 成功吞咽	0 □ 1 □ 2 □	0 □ 1 □ 2 □	0 □ 1 □ 2 □
咳嗽（不由自主）： （吞咽前、吞咽时直至吞咽完的 3 min 内）	是 否	0 □ 1 □	0 □ 1 □	0 □ 1 □
流口水	是 否	0 □ 1 □	0 □ 1 □	0 □ 1 □
声音改变： （听患者说"O"，比较其吞咽之前和之后的声音）	是 否	0 □ 1 □	0 □ 1 □	0 □ 1 □
合计		1～4 分：进一步检查[1]； 5 分：继续用液体	1～4 分：进一步检查[1]； 5 分：继续用固体	1～4 分：进一步检查[1]； 5 分：正常
总合计（直接和间接吞咽测试）：＿＿＿＿＿＿（20 分）				

*：首先给予患者 1/3～1/2 茶匙半固体（类似布丁的食物）。如果给予 3～5 茶匙没有任何症状，则进行下面的评估。

＊＊:3、5、10、20 ml水,如果没有症状继续给50 ml水,50 ml水应以患者最快速度进食。

＊＊＊:临床:一小片干面包,重复5次。时间限制为10 s,包括口腔准备期。

1:采用透视(VFES)或内镜做吞咽检查(FEES)。

吞咽障碍分级:20分为正常,15～19分为轻度吞咽障碍,10～14分为中度吞咽障碍,≤9分为重度吞咽障碍。

附表11　洼田饮水试验

患者端坐,喝下30 ml温开水,观察所需时间和呛咳情况。

分　　级	判断标准
1级(优)	能顺利地1次将水咽下
2级(良)	分2次以上将水咽下而不呛咳
3级(中)	能1次将水咽下,但有呛咳
4级(可)	分2次以上将水咽下,但有呛咳
5级(差)	不能将水全部咽下,频繁呛咳

正常:1级且5 s之内咽下。

可疑:1级且5 s以上咽下或2级。

异常:3、4、5级。

附表 12　简易精神状态检查表(MMSE)

项目		记录	评分	
Ⅰ. 定向力 (10分)	星期几		0	1
	几号		0	1
	几月		0	1
	什么季节		0	1
	哪一年		0	1
	省市		0	1
	区县		0	1
	街道或乡		0	1
	什么地方		0	1
	第几层楼		0	1
Ⅱ. 即刻记忆力 (3分)	皮球		0	1
	国旗		0	1
	树木		0	1
Ⅲ. 注意力和 计算力(5分)	100-7		0	1
	-7		0	1
	-7		0	1
	-7		0	1
	-7		0	1
Ⅳ. 回忆能力 (3分)	皮球		0	1
	国旗		0	1
	树木		0	1

续表

项目			记录	评分
V. 语言能力 （9分）	命名能力	手表		0　　1
		铅笔		0　　1
	复述能力	四十四只石狮子		0　　1
	三步命令	动作1		0　　1
		动作2		0　　1
		动作3		0　　1
	阅读能力	闭上您的眼睛		0　　1
	书写能力			0　　1
	结构能力			0　　1
总分：　　　　分				

操作说明：

Ⅰ. 定向力（最高分：10分）

1. 首先询问日期，之后再针对性地询问其他部分，如"您能告诉我现在是什么季节吗？"，答对1题得1分。

2. 请依次提问，如"您能告诉我我们在什么省市吗？"（什么区县？ 哪个街道？ 什么地方？ 第几层楼？），每答对1题得1分。

Ⅱ. 记忆力（最高分：3分）

告诉被测试者你将问几个问题来检查他的记忆力，然后清楚、缓慢地说出3个相互无关的东西的名称（如：皮球、国旗、树木，大约1 s说一个）。说完所有的3个名称之后，要求被测试者重复它们。被测试者的得分取决于他们首次重复的答案（答对1个得1分，最多得3分）。如果受试者没能完全记住，你可以重复，但重复的次数不能超过5次。如果5次后受试者仍未记住所有的3个名称，那么对于回忆能力的检查就没有意义了（请跳过Ⅳ部分"回忆能力"检查）。

Ⅲ. 注意力和计算力（最高分：5分）

要求患者从100开始，减去7，之后再减去7，一直减5次（即93、86、79、72、65）。每答对1个得1分；如果前次错了，但下一个答案是对的，也得1分。

Ⅳ. 回忆能力(最高分:3分)

如果前次(Ⅱ部分"记忆力")被测试者完全记住了3个名称,现在就让他们再重复一遍。每正确重复1个得1分,最高3分。

Ⅴ. 语言能力(最高分:9分)

1. 命名能力(0~2分)　拿出手表卡片给测试者看,要求他们说出这是什么。之后拿出铅笔,问他们同样的问题。

2. 复述能力(0~1分)　要求被测试者注意你说的话并重复一次,只允许重复一次。这句话是"四十四只石狮子",只有正确、咬字清楚的才记1分。

3. 三步命令(0~3分)　给被测试者一张空白的纸,要求对方按你的命令去做,不要重复或示范。只有他们按正确顺序做出的动作才算正确,每个正确动作计1分。

4. 阅读能力(0~1分)　拿出一张"闭上您的眼睛"卡片给被测试者看,要求被测试者读它并按要求去做。只有他们确实闭上眼睛才能得分。

5. 书写能力(0~1分)　给被测试者一张白纸,让他们自发地写出一个完整的句子。句子必须有主语、动词,并有意义。注意你不能给予任何提示。语法和标点的错误可以忽略。

6. 结构能力(0~1分)　在一张白纸上画有重叠的两个五边形,要求被测试者照样准确地画出来。评分标准:五边形需画出5个清楚的角和5条边。同时,两个五边形重叠部分呈菱形。线条的抖动和图形的旋转可以忽略。

痴呆划分标准:文盲<17分,小学程度<20分,中学程度(包括中专)<24分。

附表 13　蒙特利尔认知评估量表（MoCA）

评分标准			得分
视空间执行能力	戊 结束　甲 ⑤　　①开始　乙　② 丁　　④　　③ 丙 ［　］	临摹立方体 ［　］	画钟表（11 点 10 分） （3 分） 轮廓［　］　指针［　］ 数字［　］	___/5
命名	狮子　犀牛　骆驼 ［　］　　　［　］　　　［　］			___/3
记忆	读出下列词语，然后由受试者重复上述过程重复 2 次，5 min 后回忆	次数 面孔 天鹅绒 教堂 菊花 红色 第一次 第二次		不给分
注意	读出下列数字（每秒 1 个），请患者重复	顺背［　］ **21854** 倒背［　］ **742**		___/2
	读出下列数字，每当数字出现"1"时，患者敲 1 下桌面，错误数≥2 不给分。 ［　］52945			___/1
	100 连续减 7　　　［　］93　［　］86　［　］79　［　］72　［　］65 4～5 个正确得 3 分，2～3 个正确得 2 分，1 个正确得 1 分，0 个正确得 0 分			___/3
语言	重复	"我只知道今天张亮是帮过忙的人。"［　］ "当狗在房间里的时候，猫总是藏在沙发下。"［　］		___/2
	流畅性	在 1 分钟内尽可能多地说出动物的名字。 ［　］＿＿＿＿＿＿＿（N≥11 名称）		___/1
抽象思维	词语相似性：［水果］香蕉——橘子　　［　］火车——自行车 　　　　　　　　　　　　　　　　　［　］手表——尺子			___/2

续表

评分标准								得分
延迟记忆	没有提示		面孔 [　]	天鹅绒 [　]	教堂 [　]	菊花 [　]	红色 [　]	只在没 有提示 的情况 下给分	——/5
	可选项目	类别提示							
		多选提示							
定向力	[　]星期　　[　]月份　　[　]年　　[　]日　　[　]地点 [　]城市							——/6

正常得分为≥26/30	总分：　　　/30 教育年限≤12年加1分

MoCA 量表评分指导：

1. 交替连线测验

指导语："我们有时会用'1、2、3……'或者汉语的'甲、乙、丙……'来表示顺序。请您按照从数字到汉字并逐渐增大的顺序画一条连线。从这里开始（指向数字"1"），从'1'连向'甲'，再连向'2'，并一直连下去，到这里结束（指向汉字'戊'）。"

评分：当受试者完全按照"1—甲—2—乙—3—丙—4—丁—5—戊"的顺序进行连线且没有任何交叉线时，给1分。当受试者出现任何错误而没有立刻自我纠正时，给0分。

2. 视结构技能（立方体）

指导语（检查者指着立方体）："请您照着这幅图在下面的空白处再画一遍，并尽可能准确。"

评分：完全符合下列标准时，给1分。

● 图形为三维结构；

● 所有的线都存在；

● 无多余的线；

● 相对的边基本平行，长度基本一致（长方体或棱柱体也算正确）；

● 上述标准中，只要不符合其中任何一条，即为0分。

3. 视结构技能（钟表）

指导语："请您在此处画一个钟表，填上所有的数字并指示出11点10分。"

评分：符合下列标准时，分别给1分。

轮廓（1分）：表面必须是个圆，允许有轻微的缺陷（如，圆没有闭合）。

数字（1分）：所有的数字必须完整且无多余的数字，数字顺序必须正确且在所属的象限内,可以是罗马数字,数字可以放在圆圈之外。

指针(1分):必须有两个指针且共同指向正确的时间,时针必须明显短于分针,指针的中心交点必须在表内且接近于钟表的中心。

上述各项标准中,如果不符合其中任何一条,则该项目不给分。

4. 命名

指导语(自左向右指着图片问患者):"请您告诉我这个动物的名字。"

评分:每答对一个给1分。正确回答是:(1) 狮子;(2) 犀牛;(3) 骆驼或单峰骆驼。

5. 记忆

指导语(检查者以每秒1个词的速度读出5个词,并向患者说明):"这是一个记忆力测验。在下面的时间里我会给您读几个词,您要注意听,一定要记住。当我读完后,把您记住的词告诉我。回答时想到哪个词就说哪个词,不必按照我读的顺序。"把受试者回答正确的词在第一次测试的空栏中标出。当受试者回答出所有的词,或者再也回忆不起来时,把这5个词再读一遍,并向受试者说明:"我把这些词再读一遍,努力去记并把您记住的词告诉我,包括您在第一次已经说过的词。"把受试者回答正确的词在第二次测试的空栏中标出。

第二次测试结束后,告诉受试者一会儿还要让他回忆这些词:"在检查结束后,我会让您把这些词再回忆一次。"

评分:只在没有提示的情况下给分。

6. 注意

数字顺背广度。指导语:"下面我说一些数字,您仔细听,当我说完时您就跟着照样背出来。"按照每秒1个数字的速度读出这5个数字。

数字倒背广度。指导语:"下面我再说一些数字,您仔细听,但是当我说完时您必须将数字倒着背出来。"按照每秒1个数字的速度读出这5个数字。

评分:每准确复述1个数列给1分(注:倒背的正确回答是2—4—7)。

警觉性。指导语:检查者以每秒1个的速度读出数字串,并向受试者说明:"下面我要读出一系列数字,请注意听。每当我读到'1'的时候,您就拍一下手。当我读其他的数字时不要拍手。"

评分:如果完全正确或只有一次错误则给1分,否则不给分(错误是指当读"1"的时候没有拍手,或读其他数字时拍手)。

100连续减7。指导语:"现在请您做一道计算题,从100中减去一个7,而后从得数中再减去一个7,一直往下减,直到我让您停下为止。"如果需要,可以再向受试者讲一遍。

评分：本条目总分 3 分。全部错误记 0 分，1 个正确给 1 分，2～3 个正确给 2 分，4～5 个正确给 3 分。从 100 开始计算正确的得数，每一个得数都单独评定，也就是说，如果受试者减错了一次，而从这一个得数开始后续的减 7 都正确，则后续的正确得数要给分。例如，如果受试者的回答是 93、85、78、71、64，85 是错误的，而其他的结果都正确，因此给 3 分。

7. 句子复述

指导语："现在我要对您说一句话，我说完后请您把我说的话尽可能原原本本地复述出来（暂停一会儿）：我只知道今天张亮是帮过忙的人。"受试者回答完毕后，说明："现在我再说另一句话，我说完后请您也把它尽可能原原本本地复述出来（暂停一会儿）：狗在房间的时候，猫总是躲在沙发下面。"

评分：复述正确，每句话分别给 1 分。复述必须准确。注意复述时出现的省略（如省略了"只""总是"）以及替换/增加（如把"我只知道今天张亮……"说成"我只知道张亮今天……"，或把"房间"说成"房子"等）。

8. 词语流畅性

指导语："请您尽可能快、尽可能多地说出您所知道的动物的名称。时间是 1 分钟，请您想一想，准备好了吗？开始。"1 min 后停止。

评分：如果受试者 1 min 内说出的动物名称≥11 个则记 1 分。同时在检查表的背面或两边记下受试者的回答内容。龙、凤凰、麒麟等神化动物也算正确。

9. 抽象

让受试者解释每一对词语在什么方面相类似，或者说他们有什么共性。指导语从例词开始。指导语："请您说说橘子和香蕉在什么方面相类似？"如果受试者回答的是一种具体特征（如，都有皮，或都能吃等），那么只能再提示一次："请再换一种说法，它们在什么方面相类似？"如果受试者仍未给出准确回答（水果），则说："您说的没错，也可以说它们都是水果。"但不要给出其他任何解释或说明。在练习结束后，说："您再说说火车和自行车在什么方面相类似？"当受试者回答完毕后，再进行下一组词："您再说说手表和尺子在什么方面相类似？"不要给出其他任何说明或启发。

评分：只对后两组词的回答进行评分。回答正确，每组词分别给 1 分。只有下列回答被视为正确：

火车和自行车：运输工具、交通工具、旅行用的。

手表和尺子：测量仪器、测量用的。

而下列回答不能给分：

火车和自行车：都有轮子。

手表和尺子:都有数字。

10. 延迟回忆

指导语:"刚才我给您读了几个词让您记住,请您再尽量回忆一下,告诉我这些词都有什么?"对未经提示而回忆正确的词,在下面的空栏中打钩(√)做标记。

评分:对未经提示而自由回忆正确的词,每词给 1 分。

可选项目:

在延迟自由回忆之后,对于未能回忆起来的词,通过语义分类线索鼓励受试者尽可能地回忆。经分类提示或多选提示回忆正确者,在相应的空栏中打钩(√)做标记。先进行分类提示,如果仍不能回忆起来,再进行多选提示。例如:"下列词语中哪一个是刚才记过的? 鼻子、面孔、手掌。"

各词的分类提示和(或)多选提示如下:

分类提示	多选提示
面孔:身体的一部分	鼻子、面孔、手掌
天鹅绒:一种纺织品	棉布、的确良、天鹅绒
教堂:一座建筑	教堂、学校、医院
菊花:一种花	玫瑰、菊花、牡丹
红色:一种颜色	红色、蓝色、绿色

评分:线索回忆不记分。线索回忆只用于临床目的,为检查者分析受试者的记忆障碍类型提供进一步的信息。对于提取障碍导致的记忆缺陷,线索可提高回忆成绩;如果是编码障碍导致的记忆缺陷,则线索无助于提高回忆成绩。

11. 定向

指导语:"告诉我,今天是什么日期?"如果受试者回答不完整,则可以分别提示受试者:"告诉我,现在是哪年/哪月/几月几号/星期几?"然后再问:"告诉我这是什么地方,它在哪个城市?"

评分:每正确回答一项给 1 分。患者必须回答精确的日期和地点(医院、诊所、办公室的名称)。日期早一天或晚一天都算错误,不给分。

总分:把右侧栏目中各项得分相加即为总分,满分 30 分。量表设计者的英文原版应用结果表明,如果受试者受教育年限≤12 年则加 1 分,最高分为 30 分。≥26 分属于正常。

附表 14　焦虑自评量表(SAS)

问题	选项			
1. 我觉得比平时容易紧张或着急	A	B	C	D
2. 我无缘无故地感到害怕	A	B	C	D
3. 我容易心里烦乱或感到惊恐	A	B	C	D
4. 我觉得我可能将要发疯	A	B	C	D
*5. 我觉得一切都很好	A	B	C	D
6. 我手脚发抖打颤	A	B	C	D
7. 我因为头疼、颈痛和背痛而苦恼	A	B	C	D
8. 我觉得容易衰弱和疲乏	A	B	C	D
*9. 我觉得心平气和,并且容易安静坐着	A	B	C	D
10. 我觉得心跳得很快	A	B	C	D
11. 我因为一阵阵头晕而苦恼	A	B	C	D
12. 我有过晕倒发作,或觉得要晕倒似的	A	B	C	D
*13. 我吸气、呼气都感到很容易	A	B	C	D
14. 我的手脚麻木和刺痛	A	B	C	D
15. 我因为胃痛和消化不良而苦恼	A	B	C	D
16. 我常常要小便	A	B	C	D
*17. 我的手脚常常是干燥温暖的	A	B	C	D
18. 我脸红发热	A	B	C	D
*19. 我容易入睡并且一夜睡得很好	A	B	C	D
20. 我做噩梦	A	B	C	D

A—没有或很少时间;B—小部分时间;C—相当多时间;D—绝大部分或全部时间。

评分标准:

正向计分题 A、B、C、D 按 1、2、3、4 分给分,反向计分题(标注*的题目,题号:5、9、13、17、19)按 4、3、2、1 分给分。总分乘以 1.25 取整数,即得标准分。低于 50 分者为正常,50~60 分者为轻度焦虑,61~70 分者为中度焦虑,70 分以上者为重度焦虑。

附表 15　状态-特质焦虑问卷（STAI）

状态焦虑量表

描述	选项			
	完全没有	有些	中等程度	非常明显
1. 我感到心情平静	①	②	③	④
2. 我感到安全	①	②	③	④
3. 我是紧张的	①	②	③	④
4. 我感到紧张束缚	①	②	③	④
5. 我感到安逸	①	②	③	④
6. 我感到烦乱	①	②	③	④
7. 我现在正为可能发生的不幸而担忧	①	②	③	④
8. 我感到满意	①	②	③	④
9. 我感到害怕	①	②	③	④
10. 我感到舒适	①	②	③	④
11. 我有自信心	①	②	③	④
12. 我觉得神经过敏	①	②	③	④
13. 我极度紧张不安	①	②	③	④
14. 我优柔寡断	①	②	③	④
15. 我是轻松的	①	②	③	④
16. 我感到心满意足	①	②	③	④
17. 我是烦恼的	①	②	③	④
18. 我感到慌乱	①	②	③	④
19. 我感觉镇定	①	②	③	④
20. 我感到愉快	①	②	③	④

特质焦虑量表

描述	选项			
	几乎没有	有些	经常	几乎总是如此
21. 我感到愉快	①	②	③	④
22. 我感到神经过敏和不安	①	②	③	④
23. 我感到自我满足	①	②	③	④
24. 我希望能像别人那样高兴	①	②	③	④
25. 我感到我像一个失败者	①	②	③	④

续表

特质焦虑量表				
描述	选项			
	几乎没有	有些	经常	几乎总是如此
26. 我感到很宁静	①	②	③	④
27. 我是平静的、冷静的和泰然自若的	①	②	③	④
28. 我感到困难——堆集起来,因此无法克服	①	②	③	④
29. 我过分忧虑一些事,实际这些事无关紧要	①	②	③	④
30. 我是高兴的	①	②	③	④
31. 我的思想处于混乱状态	①	②	③	④
32. 我缺乏自信心	①	②	③	④
33. 我感到安全	①	②	③	④
34. 我容易做出决断	①	②	③	④
35. 我感到不合适	①	②	③	④
36. 我是满足的	①	②	③	④
37. 一些不重要的思想总缠绕着我,并打扰我	①	②	③	④
38. 我产生的沮丧是如此强烈,以致我不能从思想中排除它们	①	②	③	④
39. 我是一个镇定的人	①	②	③	④
40. 当我考虑我目前的事情和利益时,我就陷入紧张状态	①	②	③	④

评分方法:

第1~20题为状态焦虑量表,主要用于反映即刻的或最近某一特定时间的恐惧、紧张、忧虑和神经质的体验或感受,可以用来评价应激情况下的焦虑水平。第21~40题为特质焦虑量表,用于评定人们相对稳定的情绪体验。全量表进行1~4级评分(状态焦虑:1—完全没有,2—有些,3—中等程度,4—非常明显。特质焦虑:1—几乎没有,2—有些,3—经常,4—几乎总是如此),由受试者根据自己的体验圈选最合适的等级。分别计算出状态焦虑和特质焦虑量表的累加分值,最小分值为20分,最大分值为80分(注意:凡正性情绪项目均为反序计分,题目1、2、5、8、10、11、15、16、19、20、21、23、24、26、27、30、33、34、36、39按反序计分)。某量表上的得分越高,反映了受试者该方面的焦虑水平越高。

附表 16　老年抑郁量表（GDS）

选择最切合您最近一周来的感受的答案。

序号	问题	是	否
1	您对生活基本上满意吗？	0	1
2	您是否已经放弃了许多活动和兴趣？	1	0
3	您是否觉得生活空虚？	1	0
4	您是否常感到厌倦？	1	0
5	您觉得未来有希望吗？	0	1
6	您是否因为脑子里有一些想法摆脱不掉而烦恼？	1	0
7	您是否大部分时间精力充沛？	0	1
8	您是否害怕会有不幸的事落到您头上？	1	0
9	您是否大部分时间感到幸福？	0	1
10	您是否常感到孤立无援？	1	0
11	您是否经常坐立不安、心烦意乱？	1	0
12	您是否希望待在家里而不愿意去做些新鲜事？	1	0
13	您是否常常担心将来？	1	0
14	您是否觉得记忆力比以前差？	1	0
15	您觉得现在生活很惬意？	0	1
16	您是否常感到心情沉重、郁闷？	1	0
17	您是否觉得像现在这样生活毫无意义？	1	0
18	您是否常为过去的事忧愁？	1	0
19	您觉得生活很令人兴奋吗？	0	1
20	您开始一件新的工作困难吗？	1	0
21	您觉得生活充满活力吗？	0	1
22	您是否觉得您的处境毫无希望？	1	0
23	您是否觉得大多数人比您强得多？	1	0
24	您是否常为些小事伤心？	1	0
25	您是否常觉得想哭？	1	0
26	您集中精力困难吗？	1	0
27	您早晨起床时很快活吗？	0	1
28	您希望避开聚会吗？	1	0
29	您做决定很容易吗？	0	1
30	您的头脑像往常一样清晰吗？	0	1

评分说明：

每个条目有"是""否"2个选项，在测评时，先将"是"记为1分，"否"记为0分。其中有10个条目(1、5、7、9、15、19、21、27、29、30)反向计分(回答"否"表示存在抑郁倾向)，其余20个条目正向计分(回答"是"表示存在抑郁倾向)。计算总分时，先将反向计分的条目进行分值转换后($0 \rightarrow 1, 1 \rightarrow 0$)，再将30个条目的得分相加。

总分范围为0～30分，得分越高，表示抑郁情绪越严重。其中，0～10分为正常范围，11～20分提示轻度抑郁，21～30分提示中重度抑郁。

附表 17　匹兹堡睡眠质量指数量表（Pittsburgh sleep quality index，PSQI）

1. 近 1 个月,晚上通常（　　　）点上床睡觉。
2. 近 1 个月,从上床到入睡通常需要（　　　）min。
3. 近 1 个月,通常早上（　　　）点起床。
4. 近 1 个月,每夜通常实际睡眠（　　　）h(不等于卧床时间)。
5. 近 1 个月,您因下列情况影响睡眠而烦恼:
   a. 入睡困难
      （30 min 内不能入睡）　（1）无　（2）<1 次/周　（3）1~2 次/周　（4）≥3 次/周
   b. 夜间易醒或早醒　　　　（1）无　（2）<1 次/周　（3）1~2 次/周　（4）≥3 次/周
   c. 夜间去厕所　　　　　　（1）无　（2）<1 次/周　（3）1~2 次/周　（4）≥3 次/周
   d. 呼吸不畅　　　　　　　（1）无　（2）<1 次/周　（3）1~2 次/周　（4）≥3 次/周
   e. 咳嗽或鼾声大　　　　　（1）无　（2）<1 次/周　（3）1~2 次/周　（4）≥3 次/周
   f. 感觉冷　　　　　　　　（1）无　（2）<1 次/周　（3）1~2 次/周　（4）≥3 次/周
   g. 感觉热　　　　　　　　（1）无　（2）<1 次/周　（3）1~2 次/周　（4）≥3 次/周
   h. 做噩梦　　　　　　　　（1）无　（2）<1 次/周　（3）1~2 次/周　（4）≥3 次/周
   i. 疼痛不适　　　　　　　（1）无　（2）<1 次/周　（3）1~2 次/周　（4）≥3 次/周
   j. 其他影响睡眠的事情　　（1）无　（2）<1 次/周　（3）1~2 次/周　（4）≥3 次/周
6. 近 1 个月,总的来说,您认为自己的睡眠质量
   （1）很好　　　　　（2）较好　　　　　（3）较差　　　　　（4）很差
7. 近 1 个月,您用药物催眠的情况
   （1）无　　　　　　（2）<1 次/周　　　（3）1~2 次/周　　　（4）≥3 次/周
8. 近 1 个月,您常感到困倦吗?
   （1）无　　　　　　（2）<1 次/周　　　（3）1~2 次/周　　　（4）≥3 次/周
9. 近 1 个月,您做事情的精力不足吗?
   （1）没有　　　　　（2）偶尔有　　　　（3）有时有　　　　（4）经常有

睡眠质量得分（　　　）,入睡时间得分（　　　）,睡眠时间得分（　　　）,睡眠效率得分（　　　）,
睡眠障碍得分（　　　）,催眠药物得分（　　　）,日间功能障碍得分（　　　）,PSQI 总分（　　　）

匹兹堡睡眠质量指数使用和统计方法:

PSQI 用于评定受试者最近 1 个月的睡眠质量。该量表由 19 个自评和 5 个他评条目构成,其中第 19 个自评条目和 5 个他评条目不参与计分,在此仅介绍参与计分的 18 个自评条目(上述附问卷)。18 个条目组成 7 个成分,每个成分按 0~3 等级计分,累计各成分得分即为 PSQI 总分。总分范围为 0~21,得分越高,表示睡眠质量越差。受试者完成测试需要 5~10 min。

各成分含义及计分方法如下:

A. 睡眠质量

根据条目 6 的应答计分。"很好"计 0 分,"较好"计 1 分,"较差"计 2 分,"很差"计 3 分。

B. 入睡时间

1. 条目 2 的计分为:≤15 min 计 0 分,16~30 min 计 1 分,31~60 min 计

2 分,≥60 分计 3 分。

2. 条目 5a 的计分为:"无"计 0 分,"<1 周/次"计 1 分,"1～2 周/次"计 2 分,"≥3 周/次"计 3 分。

3. 累加条目 2 和 5a 的计分,若累加分为 0 计 0 分,累加分为 1～2 计 1 分,累加分为 3～4 计 2 分,累加分为 5～6 计 3 分。

C. 睡眠时间

根据条目 4 的应答计分,>7 h 计 0 分,6～7 h 计 1 分,5～6 h 计 2 分,<5 h 计 3 分。

D. 睡眠效率

1. 床上时间 = 条目 3(起床时间)－条目 1(上床时间)

2. 睡眠效率 = 条目 4(睡眠时间)/床上时间×100%

3. 成分 D 计分为:睡眠效率 >85% 计 0 分,75%～84% 计 1 分,65%～74% 计 2 分,<65% 计 3 分。

E. 睡眠障碍

根据条目 5b 至 5j 计分:"无"计 0 分,"<1 周/次"计 1 分,"1～2 周/次"计 2 分,"≥3 周/次"计 3 分。累加条目 5b 至 5j 的计分,若累加分为 0 则成分 E 计 0 分,累加分为 1～9 计 1 分,累加分为 10～18 计 2 分,累加分为 19～27 计 3 分。

F. 催眠药物

根据条目 7 的应答计分,"无"计 0 分,"<1 周/次"计 1 分,"1～2 周/次"计 2 分,"≥3 周/次"计 3 分。

G. 日间功能障碍

1. 根据条目 8 的应答计分,"无"计 0 分,"<1 周/次"计 1 分,"1～2 周/次"计 2 分,"≥3 周/次"计 3 分。

2. 根据条目 9 的应答计分,"没有"计 0 分,"偶尔有"计 1 分,"有时有"计 2 分,"经常有"计 3 分。

3. 累加条目 8 和 9 的得分,若累加分为 0 则成分 G 计 0 分,累加分为 1～2 计 1 分,累加分为 3～4 计 2 分,累加分为 5～6 计 3 分。

PSQI 总分＝成分 A 得分＋成分 B 得分＋成分 C 得分＋成分 D 得分＋成分 E 得分＋成分 F 得分＋成分 G 得分

评价等级:

0～5 分提示睡眠质量很好;6～10 分提示睡眠质量还行;11～15 分提示睡眠质量一般;16～21 分提示睡眠质量很差。

附表 18　意识障碍评估（CAM）

评价项目及方法	评分标准	得分
1. 急性起病:受试者的精神状况有急性变化的证据吗？（判断从前驱期到疾病发展期的时间）	1＝不存在 2＝较轻:3 d～1 周 3＝中度:1～3 d 4＝严重:＜1 d	
2. 注意障碍:受试者的注意力难以集中吗？例如,容易注意涣散或难以交流（请受试者按顺序说出 21 到 1 之间的所有单数）	1＝不存在 2＝轻度:1～2 个错误 3＝中度:3～4 个错误 4＝严重:5 个或 5 个以上的错误	
3. 思维混乱:受试者的思维是凌乱或不连贯吗？例如,谈话主题散漫或不中肯,思维不清晰或不合逻辑,或从一个话题突然转到另一话题	1＝不存在 2＝轻度:偶尔有短暂的言语模糊或不可理解,但尚能顺利交谈 3＝中度:经常有短暂的言语不可理解,对交谈有明显的影响 4＝严重:大多数时间言语不可理解,难以进行有效的交谈	
4. 意识水平的改变:总体上看,您如何评估该受试者的意识水平？	1＝不存在:机敏（正常） 2＝轻度:警觉（对环境刺激高度警惕、过度敏感） 3＝中度:嗜睡（瞌睡,但易于唤醒）或昏睡（难以唤醒） 4＝严重:昏迷（不能唤醒）	
5. 定向障碍:在会面的任何时间受试者存在定向障碍吗？例如,他认为自己是在其他地方而不是在医院,使用错的床位,错误地判断一天的时间,或错误地判断基于 MMSE（见附表 12）的时间或空间定向	1＝不存在 2＝轻度:偶尔短暂地存在时间或地点的定向错误（接近正常）,但可自行纠正 3＝中度:经常存在时间或地点的定向的错误,但自我定向好 4＝严重:时间、地点及自我定向均差	
6. 记忆力减退(以回忆 MMSE 中的 3 个词为主):在面谈时受试者表现出记忆方面的问题吗？例如,不能回忆医院里发生的事情,或难以回忆指令（包括回忆 MMSE 中的 3 个词）	1＝不存在 2＝轻度:有 1 个词不能回忆或回忆错误 3＝中度:有 2 个词不能回忆或回忆错误 4＝严重:有 3 个词不能回忆或回忆错误	

续表

评价项目及方法	评分标准	得分
7. 知觉障碍:受试者有知觉障碍吗? 例如,存在幻觉、错觉或对事物的曲解(如,某一东西未移动,而患者认为它在移动)	1=不存在 2=轻度:只存在幻听 3=中度:存在幻视,有或没有幻听 4=严重:存在幻触、幻嗅或幻味,有或没有幻听	
8. 精神运动性兴奋:面谈时,受试者存在异常行为活动增加吗? 例如坐立不安、轻敲手指或突然变换位置	1=不存在 2=轻度:偶有坐立不安、焦虑、轻敲手指及抖动 3=中度:反复无目的地走动,激越明显 4=严重:行为杂乱无章,需要约束	
9. 精神运动性迟缓:面谈时,受试者存在运动行为水平的异常减少吗? 例如,常懒散,缓慢进入某一空间,停留于某一位置时间过长或移动很慢	1=不存在 2=轻度:偶尔活动、行为及动作比先前缓慢 3=中度:经常保持一种姿势 4=严重:木僵状态	
10. 波动性:受试者的精神状况(注意力、思维、定向、记忆力)在面谈前或面谈中有波动吗?	1=不存在 2=轻度:一天之中偶尔波动 3=中度:症状在夜间加重 4=严重:症状在一天中剧烈波动	
11. 睡眠-觉醒周期的改变:受试者有睡眠-觉醒周期紊乱吗? 例如,日间过度睡眠而夜间失眠	1=不存在 2=轻度:日间偶有瞌睡,且夜间时睡时醒 3=中度:日间经常瞌睡,且夜间时睡时醒或不能入睡 4=严重:日间经常昏睡而影响交谈,且夜间不能入睡	

评价标准:

19 分以下提示该受试者没有谵妄;20～22 分提示该受试者可疑有谵妄;22 分以上提示该受试者有谵妄。

附表 19 社会支持评定量表(SSRS)

1. 您有多少关系密切,可以获取支持和帮助的朋友?(只选一项)

(1) 1 个也没有　　(2) 1~2 个　(3) 3~5 个　(4) 6 个或以上

2. 近一年来您:(只选一项)

(1) 远离家人,且独居一室

(2) 住处经常变动,多数时间和陌生人住在一起

(3) 和同学、同事或朋友住在一起

(4) 和家人住在一起

3. 您与邻居:(只选一项)

(1) 相互之间从不关心,只是点头之交

(2) 遇到困难可能稍微关心

(3) 有些邻居很关心您

(4) 大多数邻居都很关心您

4. 您与同事:(只选一项)

(1) 相互之间从不关心,只是点头之交

(2) 遇到困难可能稍微关心

(3) 有些同事很关心您

(4) 大多数同事都很关心您

5. 从家庭成员得到的支持和照顾(在合适的框内画"√"):

A. 夫妻(恋人):□无　　□极少　　□一般　　□全力支持

B. 父母:□无　　□极少　　□一般　　□全力支持

C. 儿女:□无　　□极少　　□一般　　□全力支持

D. 兄弟姐妹:□无　　□极少　　□一般　　□全力支持

E. 其他成员(如嫂子):□无　　□极少　　□一般　　□全力支持

6. 过去,在您遇到急难情况时,曾经得到的经济支持和解决实际问题的帮助的来源有:

(1) 无任何来源

(2) 下列来源:(可选多项)

A. 配偶　　　　　　B. 其他家人　　　　C. 朋友

D. 亲戚　　　　　　E. 同事　　　　　　F. 工作单位

G. 党、团、工会等官方或半官方组织

H. 宗教、社会团体等非官方组织

I. 其他(请列出)

7. 过去,在您遇到急难情况时,曾经得到的安慰和关心的来源有:

(1) 无任何来源

（2）下列来源：（可选多项）

A. 配偶　　　　　　B. 其他家人　　　　　C. 朋友

D. 亲戚　　　　　　E. 同事　　　　　　　F. 工作单位；

G. 党、团、工会等官方或半官方组织

H. 宗教、社会团体等非官方组织

I. 其他（请列出）

8. 您遇到烦恼时的倾诉方式：（只选一项）

（1）从不向任何人诉述

（2）只向关系极为密切的 1～2 个人诉述

（3）如果朋友主动询问，您会说出来

（4）主动叙述自己的烦恼，以获得支持和理解

9. 您遇到烦恼时的求助方式：（只选一项）

（1）只靠自己，不接受别人帮助

（2）很少请求别人帮助

（3）有时请求别人帮助

（4）有困难时经常向家人、亲友、组织求援

10. 对于团体组织（如党团组织、宗教组织、工会、学生会等）活动，您：（只选一项）

（1）从不参加

（2）偶尔参加

（3）经常参加

（4）主动参加并积极活动

量表计分方法：

第 1～4、8～10 条：每个条目只选一项，选择 1、2、3、4 项分别给 1、2、3、4 分，第 5 条分 A、B、C、D 四项计总分，每项从无到全力支持分别给 1～4 分，第 6、7 条如回答"无任何来源"则为 0 分，回答"下列来源"者，有几个来源就计几分。

社会支持评定量表分析方法：

总分：10 个条目计分之和。客观支持分：2、6、7 条评分之和。主观支持分：1、3、4、5 条评分之和。对支持的利用度：第 8、9、10 条评分之和。该量表用于测量个体社会关系的 3 个维度，共 10 个条目；有客观支持（即患者所接受到的实际支持）、主观支持（即患者所能体验到的或情感上的支持）和对支持的利用度（支持利用度是反映个体对各种社会支持的主动利用，包括倾诉方式、求助方式和参加活动的情况）3 个分量表。总分和各分量表得分越高，说明社会支持程度越好。

附表 20　社会关系评估量表（LSNS）

家庭网络

1. 一个月内你至少见到您家的亲戚或听到他们的消息多少次？

0＝0次　　1＝1次　　2＝2次　　3＝3或4次　　4＝5～8次　　5＝9或更多次

2. 告诉我谁和您关系最亲近，以及一个月内您见到或听到他的消息几次？

0＝0次　　1＝1次　　2＝2次　　3＝3或4次　　4＝5～8次　　5＝9或更多次

3. 您感觉到亲近的人有多少？

0＝0个　　1＝1个　　2＝2个　　3＝3或4个　　4＝5～8个　　5＝9或更多个

朋友网络

4. 您有多少亲近的朋友？

0＝0个　　1＝1个　　2＝2个　　3＝3或4个　　4＝5～8个　　5＝9或更多个

5. 一个月内，您见到或听到这些朋友的消息多少次？

0＝0次　　1＝1次　　2＝2次　　3＝3或4次　　4＝5～8次　　5＝9或更多次

6. 告诉我，在这些朋友中，谁和您关系最亲近，以及您多久能见到或听到他的消息？

0＝小于一个月　　　　　　1＝一个月　　　　　　2＝一个月几次

3＝一周　　　　　　　　　4＝一周几次　　　　　5＝每天

知己关系

7. 当您要做一个重要决定时，您会告诉其他人吗？

0＝从不　　1＝很少　　2＝有时　　3＝经常　　4＝很多时候　　5＝总是

8. 根据您所知道的当其他人有重要的决定时，他们会告诉您吗？

0＝从不　　1＝很少　　2＝有时　　3＝经常　　4＝很多时候　　5＝总是

其他

9a. 每天有没有其他人依靠您做一些事，如购物、做饭、修理、照顾孩子、打扫卫生等？

没有—如果没有，继续9b题

有—如果有，9题得分为5并且跳到第10题

9b. 您是否帮助过其他人购物、修理、照顾孩子等？

0＝从不　　1＝很少　　2＝有时　　3＝经常　　4＝很多时候　　5＝总是

生活安排

10. 您是独自生活还是跟其他人共同生活？

0＝独自生活　　　　　　　　1＝跟其他无关系的人生活

2＝跟亲戚或朋友生活　　　　3＝跟配偶生活

总得分为：

评价：该量表总得分是通过10道题答案相加获得，总分0～50，每道题得分0～5。总分＜20表示社会关系及社会支持差，总分≥20表示社会关系及社会支持良好

附表 21　老年人居住环境安全评估量表

部位		评估要素
一般居室	光线	光线是否充足？通风是否良好？
	温度	是否适宜？
	地面	是否平整、干燥、无障碍物？是否防滑？
	地毯	是否平整、不滑动？
	家具	放置是否稳固、固定有序？有无阻碍通道？拐角是否圆滑？
	床	高度是否在老人膝盖下，与其小腿长基本相等？
	电线	安置如何？是否方便？是否远离火源、热源？
	取暖设备	设置是否妥善？
	电话、应急灯	应急灯或铃是否正常？紧急电话号码是否易见、易取？
厨房	地板	有无防滑措施？
	燃气	"开""关"的按钮标志是否醒目？
浴室	浴室门	门锁是否内外均可打开？
	地板	有无防滑措施？
	便器	高低是否合适，有没有设扶手？
	浴盆	高度是否合适？盆底有没有垫防滑胶毡？
楼梯	光线	光线是否充足？
	台阶	是否平整无破损？高度是否合适？台阶之间色彩差异是否明显？
	扶手	有无扶手？

附表 22 36 条健康调查简表(SF-36)

1. 总体来讲,您的健康状况:

① 非常好　　　② 很好　　　③ 好　　　④ 一般　　　⑤ 差

2. 跟 1 年以前比,您觉得自己的健康状况:(权重或得分依次为 1、2、3、4 和 5)

① 比 1 年前好多了　　② 比 1 年前好一些　　③ 跟 1 年前差不多

④ 比 1 年前差一些　　⑤ 比 1 年前差多了

健康和日常活动

3. 以下这些问题都和日常活动有关。请您想一想,您的健康状况是否限制了这些活动? 如果有限制,程度如何?

日常活动	限制很大	有些限制	毫无限制
(1) 重体力活动,如跑步举重、参加剧烈运动等	①	②	③
(2) 适度的活动,如移动一张桌子、扫地、打太极拳、做简单体操等	①	②	③
(3) 手提日用品,如买菜、购物等	①	②	③
(4) 上几层楼梯	①	②	③
(5) 上一层楼梯	①	②	③
(6) 弯腰、屈膝、下蹲	①	②	③
(7) 步行 1 500 m 以上的路程	①	②	③
(8) 步行 1 000 m 的路程	①	②	③
(9) 步行 100 m 的路程	①	②	③
(10) 自己洗澡、穿衣	①	②	③

4. 在过去 4 个星期里,您的工作和日常活动是否因为身体健康的原因而出现以下这些问题?(权重或得分依次为 1、2)

问题描述	是	不是
(1) 减少了工作或其他活动时间	①	②
(2) 本来想要做的事情只能完成一部分	①	②
(3) 想要进行的工作或活动种类受到限制	①	②
(4) 完成工作或其他活动困难增多(比如需要额外的努力)	①	②

5. 在过去4个星期里,您的工作和日常活动是否因为情绪的原因(如压抑或忧虑)而出现以下这些问题?(权重或得分依次为1、2)

(1) 减少了工作或活动时间:

① 是   ② 否

(2) 本来想要做的事情只能完成一部分:

① 是   ② 否

(3) 做事情不如平时仔细:

① 是   ② 否

6. 在过去4个星期里,您的健康或情绪不好在多大程度上影响了您与家人、朋友、邻居或集体的正常社会交往?(权重或得分依次为5、4、3、2、1)

① 完全没有影响   ② 有一点影响   ③ 中等影响

④ 影响很大   ⑤ 影响非常大

7. 在过去4个星期里,您有身体疼痛吗?(权重或得分依次为6.0、5.4、4.2、3.1、2.2、1.0)

① 完全没有疼痛   ② 有很轻微疼痛   ③ 有轻微疼痛

④ 有中度疼痛   ⑤ 有严重疼痛   ⑥ 有很严重疼痛

8. 在过去4个星期里,您的身体疼痛影响了您的工作和家务吗?(如果7无8无,权重或得分依次为6、4.75、3.5、2.25、1.0;如果为7有8无,权重或得分则为5、4、3、2、1)

① 完全没有影响   ② 有一点影响   ③ 中等影响

④ 影响很大   ⑤ 影响非常大

9. 以下这些问题关于过去1个月里您自己的感觉,对每一条问题所说的事情,您的情况是什么样的?

(1) 您觉得生活充实:(权重或得分依次为6、5、4、3、2、1)

① 所有的时间   ② 大部分时间   ③ 比较多时间

④ 一部分时间   ⑤ 小部分时间   ⑥ 没有这种感觉

(2) 您是一个敏感的人:(权重或得分依次为1、2、3、4、5、6)

① 所有的时间   ② 大部分时间   ③ 比较多时间

④ 一部分时间   ⑤ 小部分时间   ⑥ 没有这种感觉

(3) 您的情绪非常不好,什么事都不能使您高兴起来:(权重或得分依次为1、2、3、4、5、6)

① 所有的时间   ② 大部分时间   ③ 比较多时间

④ 一部分时间   ⑤ 小部分时间   ⑥ 没有这种感觉

（4）您的心里很平静：（权重或得分依次为 6、5、4、3、2、1）

① 所有的时间　　　　　② 大部分时间　　　　　③ 比较多时间

④ 一部分时间　　　　　⑤ 小部分时间　　　　　⑥ 没有这种感觉

（5）您做事精力充沛：（权重或得分依次为 6、5、4、3、2、1）

① 所有的时间　　　　　② 大部分时间　　　　　③ 比较多时间

④ 一部分时间　　　　　⑤ 小部分时间　　　　　⑥ 没有这种感觉

（6）您的情绪低落：（权重或得分依次为 1、2、3、4、5、6）

① 所有的时间　　　　　② 大部分时间　　　　　③ 比较多时间

④ 一部分时间　　　　　⑤ 小部分时间　　　　　⑥ 没有这种感觉

（7）您觉得筋疲力尽：（权重或得分依次为 1、2、3、4、5、6）

① 所有的时间　　　　　② 大部分时间　　　　　③ 比较多时间

④ 一部分时间　　　　　⑤ 小部分时间　　　　　⑥ 没有这种感觉

（8）您是个快乐的人：（权重或得分依次为 6、5、4、3、2、1）

① 所有的时间　　　　　② 大部分时间　　　　　③ 比较多时间

④ 一部分时间　　　　　⑤ 小部分时间　　　　　⑥ 没有这种感觉

（9）您感觉厌烦：（权重或得分依次为 1、2、3、4、5、6）

① 所有的时间　　　　　② 大部分时间　　　　　③ 比较多时间

④ 一部分时间　　　　　⑤ 小部分时间　　　　　⑥ 没有这种感觉

10. 不健康影响了您的社会活动（如走亲访友）：（权重或得分依次为 1、2、3、4、5）

① 所有的时间　　　　　② 大部分时间　　　　　③ 比较多时间

④ 一部分时间　　　　　⑤ 小部分时间　　　　　⑥ 没有这种感觉

总体健康情况

11. 下列每一条问题,哪一种答案最符合您的情况?

（1）我好像比别人容易生病：（权重或得分依次为 1、2、3、4、5）

① 绝对正确　　　　　② 大部分正确　　　　　③ 不能肯定

④ 大部分错误　　　　　⑤ 绝对错误

（2）我跟周围人一样健康：（权重或得分依次为 5、4、3、2、1）

① 绝对正确　　　　　② 大部分正确　　　　　③ 不能肯定

④ 大部分错误　　　　　⑤ 绝对错误

（3）我认为我的健康状况在变坏：（权重或得分依次为 1、2、3、4、5）

① 绝对正确　　　　　② 大部分正确　　　　　③ 不能肯定

④ 大部分错误　　　　　⑤ 绝对错误

（4）我的健康状况非常好：（权重或得分依次为 5、4、3、2、1）

① 绝对正确　　　　　② 大部分正确　　　　　③ 不能肯定

④ 大部分错误　　　　　⑤ 绝对错误

附表 23　简易五项评分问卷（SARC-F）

序号	检测项目	询问方式
1	S(strength)：力量	搬运 10 磅(1 磅约合 0.45 kg)重物是否困难？无困难记 0 分,偶尔有记 1 分,经常或未完全不能记 2 分
2	A(assistance in walking)：行走	步行走过房间是否困难？记分同上
3	R(rise from a chair)：坐椅起立	从床上或椅子起身是否困难？记分同上
4	C(climb stairs)：攀爬楼梯	爬 10 层楼梯是否困难？记分同上
5	F(falls)：跌倒情况	过去一年跌倒次数。无记 0 分,1～3 次记 1 分,≥4 次记 2 分

总分≥4 分者被认为是肌少症高风险者。

附表 24　Fried 衰弱综合征标准

项目	男性	女性
1. 体重下降	过去 1 年中,意外出现体重下降>4.5 kg 或>5%体重	
2. 行走时间 (4.57 m)	身高≤173 cm,≥7 s; 身高>173 cm,≥6 s	身高≤159 cm,≥7 s; 身高>159 cm,≥6 s
3. 握力(kg)	BMI≤24.0 kg/m²,≤29; BMI=24.1～26.0 kg/m²,≤30; BMI=26.1～28.0 kg/m²,≤30; BMI>28.0 kg/m²,≤32	BMI≤23.0 kg/m²,≤17; BMI=23.1～26.0 kg/m²,≤17.3; BMI=26.1～29.0 kg/m²,≤18; BMI>29.0 kg/m²,≤21
4. 体力活动 (MLTA)	<383 kcal/周(约散步 2.5 h)	<270 kcal/周(约散步 2 h)
5. 疲乏	CES-D 的任一问题得分为 2～3 分。 过去 1 周内以下现象发生了几天？ (1) 我感觉做每一件事都需要经过努力 (2) 我不能向前行走 0 分:<1 d。1 分:1～2 d。2 分:3～4 d。3 分:>4 d	

说明:每个条目回答"是"计 1 分,"否"计 0 分,总分范围 0～5 分。0 分为非衰弱,1～2 分为衰弱前期,3～5 分为衰弱。

附表 25　FRAIL 衰弱量表

序号	条目	描述	是	否
1	疲乏	过去 4 周大部分时间或所有时间感到疲乏		
2	阻力增加/耐力减退	在不用任何辅助工具及不用他人帮助的情况下,中途不休息爬 1 层楼梯有困难		
3	自由活动下降	在不用任何辅助工具及不用他人帮助的情况下,走完 1 个街区(100 m)较困难		
4	疾病情况	医生曾告诉你存在 5 种以上如下疾病:高血压、糖尿病、急性心脏疾病发作、卒中、恶性肿瘤(微小皮肤癌除外)、充血性心力衰竭、哮喘、关节炎、慢性肺病、肾脏疾病、心绞痛等		
5	体重下降	1 年或更短时间内出现体重下降≥5%		

0 条为无衰弱,1～2 条为衰弱前期,3 条及以上即为衰弱。

附表 26　微型营养评定(mini nutritional assessment,MNA)

营养筛检	分数
1. 既往 3 个月内是否由于食欲下降、消化问题、咀嚼或吞咽困难而摄食减少? 0＝食欲完全丧失 1＝食欲中等度下降 2＝食欲正常	
2. 近 3 个月内体重下降情况: 0＝大于 3 kg　　　　　　　　　1＝1～3 kg 2＝无体重下降　　　　　　　　3＝不知道	
3. 活动能力: 0＝需卧床或长期坐着 1＝能不依赖床或椅子,但不能外出 2＝能独立外出	
4. 既往 3 个月内有无重大心理变化或急性疾病? 0＝有　　　　　　　　　　　　1＝无	
5. 神经心理问题: 0＝严重智力减退或抑郁 1＝轻度智力减退 2＝无问题	

续表

营养筛检	分数
6. 体质指数 BMI(kg/m²)： 0=<19 1=19~<21 2=21~<23 3=≥23	
筛检分数(小计满分14)： >12 表示正常(无营养不良危险性)，无须以下评价 <11 提示可能营养不良，请继续以下评价	

一般评估	分数
7. 是否独立生活(无护理或不住院)？ 0=否 1=是	
8. 每日应用处方药超过 3 种？ 0=是 1=否	
9. 有压力性损伤或皮肤溃疡？ 0=是 1=否	
10. 每日可以吃几餐完整的餐食？ 0=1 餐 1=2 餐 2=3 餐	
11. 蛋白质摄入情况： ＊每日摄入至少 1 份奶制品？ A. 是 B. 否 ＊每周摄入 2 次或以上蛋类？ A. 是 B. 否 ＊每日摄入肉、鱼或家禽？ A. 是 B. 否 0= 0 或 1 个"是" 0.5= 2 个"是" 1= 3 个"是"	
12. 每日食用 2 份或以上蔬菜或水果？ 0=否 1=是	
13. 每日饮水量(水、果汁、咖啡、茶、奶等)： 0=3 杯以下 0.5=3~5 杯 1=5 杯以上	
14. 进食能力： 0=无法独立进食 1=独立进食稍有困难 2=完全独立进食	
15. 自我评定营养状况： 0= 营养不良 1=不能确定 2=营养良好	
16. 与同龄人相比，您如何评价自己的健康状况？ 0=不太好 0.5=不知道 1=好 2=较好	

续表

一般评估	分数
17. 中臂围(cm)： 0＝小于 21　　　　　0.5＝21～22　　　　　1＝≥22	
18. 腓肠肌围(cm)： 0＝＜31　　　　　　　1＝≥31	

一般评估分数(小计满分 16)：
营养筛检分数(小计满分 14)：
MNA 总分(量表总分 30)：

　　MNA≤17 分提示患者营养不良；17 分＜MNA＜24 分提示患者有营养不良风险；MNA≥24 分提示患者营养状况良好。

附表 27　营养风险筛查 2002(NRS2002)评分表

姓名		性别		年龄	
住院号		病区		床号	
身高	cm	体重	kg	体重指数	kg/m²

一、疾病状态

疾病状态	分数	评分
骨盆骨折,或慢性病患者合并以下疾病:肝硬化、慢性阻塞性肺疾病、长期血液透析、糖尿病、肿瘤	1	
腹部重大手术、脑卒中、重症肺炎、血液系统肿瘤	2	
颅脑损伤、骨髓抑制、加护病患(APACHE>10 分)	3	
合计		

二、营养状态

营养状态指标(单选)	分数	评分
正常营养状态	0	
3 个月内体重减轻>5%,或最近 1 周进食量(与需要量相比)减少 20%~50%	1	
2 个月内体重减轻>5%,或 BMI=18.5~20.5 kg/m²,或最近 1 周进食量(与需要量相比)减少 50%~75%	2	
1 个月内体重减轻>5%(或 3 个月内体重减轻>15%),或 BMI<18.5 kg/m²(或血清白蛋白<35 g/L),或最近 1 周进食量(与需要量相比)减少 70%~100%	3	
合计		

三、年龄

年龄>70 岁	1 分

四、营养风险筛查结果

营养风险总分
≥3 分:有营养不良风险,需要营养支持治疗
<3 分:如果接受重大手术,则每周重新评估营养状况

附表 28 Braden 压力性损伤风险评分表

评分内容	评估计分标准				评分
	1 分	2 分	3 分	4 分	
1. 感知能力	完全受限	大部分受限	轻度受限	无损害	
2. 潮湿程度	持续潮湿	常常潮湿	偶尔潮湿	罕见潮湿	
3. 活动能力	卧床	坐椅子	偶尔步行	经常步行	
4. 行动能力	完全受限	非常受限	轻微受限	不受限	
5. 营养摄入	严重不足	不足	充足	丰富	
6. 摩擦力和剪切力	存在问题	潜在问题	不存在问题	—	

一、压力性损伤评分分级

无危:≥19 分

低危:15～18 分

中危:13～14 分

高危:10～12 分

较高危:≤9 分

二、压力性损伤评分内容具体描述

1. 感知能力

① 完全受限:由于意识水平下降或用镇静药后或体表大部分痛觉能力受限,对疼痛刺激无反应。

② 大部分受限:对疼痛有反应,但只能用呻吟、烦躁不安表达不适,不能用语言表达不适;或>1/2 体表面积痛觉能力受损。

③ 轻度受限:对指令性语言有反应,但不是所有时间都能用语言表达不舒适,或有 1～2 个肢体感受疼痛或不适的能力受损。

④ 无损害:对指令性语言有反应,无感觉受损。

2. 潮湿程度

① 持续潮湿:每次移动或翻动患者时几乎总是看到皮肤被分泌物、尿液等浸渍。② 非常潮湿:皮肤频繁受潮,床单至少每班更换一次。③ 偶尔潮湿:皮肤偶尔潮湿,每日大约需要额外更换床单一次。④ 罕见潮湿:皮肤通常是干的,床单按常规时间更换。

3. 活动能力

① 卧床:被限制在床上。

② 坐椅子:步行活动严重受限或不能步行活动,不能耐受自身的体重或必须借助椅子或轮椅活动。

③ 偶尔步行:白天偶尔步行但距离非常短,需借助辅助设施或独立行走,大部分时间在床上或椅子上。

④ 经常步行:在白天清醒时,室外步行至少 2 次/d,室内步行至少每 2 h 一次。

4. 移动能力

① 完全受限:在没有人帮助的情况下,患者完全不能改变身体或四肢的位置。

② 非常受限:偶尔能轻微改变身体或四肢的位置,但不能独立完成经常的或显著的体位改变。

③ 轻微受限:能独立经常地改变身体或四肢位置,但变动幅度不大。

④ 不受限:可独立进行经常性的大幅度体位改变。

5. 营养摄入

① 严重不足:从未吃过完整的一餐;罕见摄入所供食物的 1/3 以上;每天吃两餐或蛋白质较少的食物;摄取水分较少或未将汤类列入食谱作为日常补充;禁食和(或)一直喝清流质,或静脉输液>5 d。

② 不足:罕见吃完一餐;一般仅吃所供食物的 1/2;每日蛋白质摄入量是 3 份肉类或乳制品;偶尔吃加餐或接受较少量的流质软食,或鼻饲饮食。

③ 充足:大多数时间摄入所供食物的 1/2 以上;每日摄入 4 份蛋白质(肉类、乳制品);偶尔少吃一餐,但常常会加餐;在鼻饲或 TPN 期间能满足大部分营养需求。

④ 丰富:每餐均能吃完或基本吃完,从不少吃一餐,每天常摄入 4 份或更多的肉类和乳制品,不要求加餐。

6. 摩擦力和剪切力

① 存在问题:需要大量协助才能移动患者;移动患者时不能做到完全抬空,其皮肤与床单表面会发生摩擦;患者坐床上或椅子上时经常向下滑动;肌肉痉挛、收缩或躁动不安时通常导致摩擦。

② 潜在问题:移动患者很费力,会增加摩擦;在移动患者时,其皮肤在一定程度上会碰到床单、椅子、约束带或其他装置;患者在床上或椅子上大部分时间能保持良好的体位,但偶尔会向下滑动。

③ 不存在问题:患者在床上或椅子上能够独立移动,移动时有足够的肌力完全抬举身体及肢体,在床上和椅子上都能保持良好的体位。

附表 29 国际尿失禁咨询委员会尿失禁问卷表简表(ICIQ-UI-SF)

评估项目	评估内容	得分
1. 您遗尿的次数?	0＝从来不遗尿 1＝一星期大约遗尿 1 次或经常不到 1 次 2＝一星期遗尿 2 次或 3 次 3＝每天大约遗尿 1 次 4＝一天遗尿数次 5＝一直遗尿	
2. 在通常情况下,您的遗尿量是多少?（不管您是否使用了防护用品）	0＝不遗尿 2＝少量遗尿 4＝中等量遗尿 6＝大量遗尿	
3. 总体上看,遗尿对您日常生活影响程度如何?	请在 0(表示没有影响)～10(表示有很大影响)之间选择一个能表示的数字	
4. 您什么时候遗尿?（请在与情况相符选项前方框内打"√"）	□从不遗尿 □在睡着时遗尿 □在活动或体育运动时遗尿 □在没有明显理由的情况下遗尿 □未能到达厕所就会有尿液漏出 □在咳嗽或打喷嚏时遗尿 □在排尿完和穿好衣服时遗尿 □在所有时间内遗尿	

把第 1～3 个问题的分数相加为总分。

0 分提示无症状,不需要任何处理;1～7 分提示轻度尿失禁,不需要佩戴尿垫,到尿失禁咨询门诊就诊或电话咨询尿失禁康复师进行自控训练;8～14 分提示中度尿失禁,需要佩戴尿垫,到尿失禁门诊就诊进行物理治疗或住院手术治疗;15～21 分提示重度尿失禁,严重影响正常生活和社交活动,到专科医院或者老年医院治疗。

附表 30　FLACC 疼痛评估量表

项目	评估内容		
	0分	1分	2分
面部表情 (face)	无特定表情或微笑	偶尔面部扭曲或皱眉	持续下颌颤抖,紧咬下颚,紧皱眉头
腿部活动 (legs)	正常体位或放松状态	不适,无法休息,肌肉或神经紧张,肢体间断弯曲/伸展	踢或拉直腿,大幅度肢体弯曲/伸展,发抖
躯体活动 (activity)	平静,正常体位,可顺利移动	急促不安,来回扭动,紧张	蜷曲或痉挛,头部左右摇动,揉搓身体某部分
哭闹 (cry)	不哭不闹	呻吟或啜泣,偶尔哭泣,叹息	不断哭泣,尖叫或抽泣,呻吟
可安慰性 (consolability)	平静、满足、放松,不要求安慰	可通过偶尔身体接触消除疑虑,分散注意	难以安慰

　　评分标准:0 分＝无痛,1～3 分＝轻度疼痛,4～6 分＝中度疼痛,7～10 分＝重度疼痛。

参 考 文 献

[1] 化前珍,胡秀英.老年护理学[M].4版.北京:人民卫生出版社,2017.

[2] 孙水英,曾慧,张丽平.我国人口老龄化现状与护理对策[J].护理学杂志,
2006,21(21):76-78.

[3] 潘晶雪,陈利群,王敬丽,等.社区老年慢性病患者认知功能的现状调查
[J].中华护理杂志,2021,56(1):109-115.

[4] 庄嘉元,姜小鹰,张旋,等.我国东部地区老年人护理服务需求及影响因素
研究[J].中华护理杂志,2016,51(8):992-997.

[5] 马国珍,姜鹏君,薛晶,等.新西兰医院-社区-家庭老年健康管理见闻与启
示[J].护理学杂志,2020,35(11):98-100.

[6] 杨振,张会君.社区老年慢性病患者认知衰弱风险预测模型的构建及验证
[J].护理学杂志,2021,36(12):86-89.

[7] 程云,程倩秋.老年人尿失禁的评估与护理[J].上海护理,2019,19(3):
73-75.

[8] 郑松柏,姚健凤,张颖.老年人慢性便秘的评估与处理专家共识[J].中华
老年病研究电子杂志,2017,4(2):7-15.

[9] 陈晓虹,王玉洁,陶旭,等.脑卒中排泄障碍的评估[J].中国临床康复,
2002,6(13):1876-1877.

[10] 宋奇翔,廖利民.中华医学会压力性尿失禁指南(2019版)要点解读[J].
实用妇产科杂志,2022,38(6):419-421.

[11] 中国研究型医院学会护理分会.成人失禁患者一次性吸收型护理用品临
床应用专家共识[J].中华护理杂志,2019,54(8):1165-1169.

[12] 徐元元,史广玲,张燕红,等.预防 ICU 患者大便失禁性皮炎的循证实践
[J].中华护理杂志,2021,56(6):811-817.

[13] 吴欣娟.老年专科护理[M].北京:人民卫生出版社,2020.

[14] 刘淼,何耀,吴蕾,等.老年综合征的定义、评估工具及应用[J].中华保健
医学杂志,2015,17(6):513-515.

[15] 陈峥.老年综合征管理指南[M].北京:中国协和医科大学出版社,2010.

[16] 史晓红,杨泽,宋岳涛,等.中国老年人跌倒风险评估专家共识(草案)[J].中国老年保健医学,2019,17(4):47-48.

[17] 北京医院,国家老年医学中心,中国老年保健医学研究会老龄健康服务与标准化分会,等.居家(养护)老年人跌倒干预指南[J].中国老年保健医学,2018,16(3):32-34.

[18] 老年人跌倒干预技术指南[Z].北京:中华人民共和国卫生部,2011.

[19] 朱丽明,方秀才,刘诗,等.全国多中心慢性便秘患者情绪和睡眠状况的调查[J].中华医学杂志,2012,92(32):2243-2246.

[20] 刘晓红,康琳.协和老年医学[M].北京:人民卫生出版社,2016.

[21] 李荔,李莎,卫芸,等.社区老年人多重用药率及其相关因素的系统综述[J].中国全科医学,2021,24(25):3161-3170.

[22] 刘淼,李嘉琦,吕宪玉,等.≥80岁老年人多重用药现况及影响因素分析[J].中国公共卫生,2017,33(3):412-414.

[23] CHARLESWORTH C J,SMIT E,LEE D S H,et al. Polypharmacy among adults aged 65 years and older in the United States:1988-2010[J]. J Gerontol A Biol Sci Med Sc,2015,70(8):989-995.

[24] 慈莉娅,杨长春,郑鹏远,等.医养结合机构衰弱老年人多重用药安全管理中国专家共识(2022版)[J].中国心血管杂志,2022,27(5):403-410.

[25] 唐静,王可,杨昆,等.老年住院慢病患者多重用药发生率及其影响因素研究[J].中国药业,2022,31(16):119-122.

[26] 潘婉玉,张春慧,张振香,等.老年慢性病共病患者多重用药管理分析与评论[J].中国全科医学,2022,25(13):1545-1550.

[27] 王可,唐静,杨昆,等.中国14省27家医院住院老年慢病患者多重用药现状横断面研究[J].药物流行病学杂志,2022,31(1):38-44.

[28] National Statistics Online[EB/OL]. http://www. statistics. gov. uk.

[29] 刘倩,李小霞,黄旭,等.社区老年人慢性疼痛现状及心理健康状况分析[J].中国社会医学杂志,2019,36(1):80-83.

[30] Registered Nurses'Association of Ontario. Assessment and management of pain[M]. 3rd ed. Toronto:Registered Nurses' Association of Ontario,2013:1-105.

[31] 纪泉,易端,王建业,等.老年患者慢性肌肉骨骼疼痛管理中国专家共识(2019)[J].中华老年病研究电子杂志,2019,6(2):28-34.

［32］童莺歌,田素明.疼痛护理学［M］.杭州:浙江大学出版社,2017.

［33］吴明柯,胡泊,郭晓萱.老年患者慢性疼痛接受对生活质量的影响［J］.中国老年学杂志,2017,37(9):2301－2303.

［34］CRUZ-JENTOFT A J, BAHAT G, BAUER J, et al. Sarcopenia: revised European consensus on definition and diagnosis［J］. Age Ageing, 2019,48(4):601.

［35］DENT E, MORLEY J E, CRUZ-JENTOFT A J, et al. International clinical practice guidelines for sarcopenia (ICFSR): Screening, diagnosis and management［J］. J Nutr Health Aging, 2018, 22(10): 1148－1161.

［36］CHEN L K, WOO J, ASSANTACHAI P, et al. Asian working group for sarcopenia: 2019 consensus update on sarcopenia diagnosis and treatment［J］. J Am Med Dir Assoc, 2020,21(3):300－307. e2.

［37］CHEN X,MAO G,LENG S X. Frailty syndrome:An overview［J］. Clin Interv Aging, 2014,9:433－441.

［38］FRANCESCHI C,BONAFH M,VALENSIN S,et al. Inflamm-aging, An evolutionary pers pective on immunosenescence［J］. Ann NY Acad Sci,2000,908:244－254.

［39］刘娟,丁清清,周白瑜,等.中国老年人肌少症诊疗专家共识(2021)［J］.中华老年医学杂志,2021(8):943－952.

［40］于普林,高超,周白瑜,等.预防老年人肌少症核心信息中国专家共识(2021)［J］.中华老年医学杂志,2021(8):953－954.

［41］李拴荣.精神科临床护理实践［M］.郑州:河南科学技术出版社,2016.

［42］许冬梅.精神科护士规范操作指南［M］.北京:中国医药科技出版社,2017.

［43］杨萍.心理与精神护理［M］.北京:人民卫生出版社,2015.

［44］杨艳杰,曹枫林.护理心理学［M］.北京:人民卫生出版社,2020.

［45］刘哲宁,杨芳宇.精神科护理学［M］.北京:人民卫生出版社,2021.